JN096704

医療系学部のための

「医療と社会」入門

［第3版］

大滝恭弘 編著

加藤大裕／齋藤智恵／秦奈峰子 共著

ムイスリ出版

まえがき

　第 2 版の出版から約 3 年が経ちました。世界的にまん延した新型コロナウイルス感染症は落ち着きをみせ、人々の活動は再び活発になり、日本では多くの外国人旅行者の姿も目につくようになりました。しかし、新型コロナウイルス感染症のまん延によって社会構造は一変しました。身近なところでは、オンラインでの会議やセミナーはすっかり私たちの日常に定着しています。また、2023 年には、アメリカの Open AI 社が開発した Chat GPT が世間の注目を集めました。テクノロジーに親和性をもつ若い世代はすでにその利用を日常に組み入れています。医療を含む様々な分野においても人工知能の利活用が盛んになっており、これからの社会は人工知能に先導されて、さらに大きく変化していくと考えられます。

　一方、医療をとりまく社会環境に目を向けると、2025 年にはついに、いわゆる団塊の世代が後期高齢者となり、従前から指摘されていた 2025 年問題が現実のものとなります。日本社会の少子高齢化とそれに伴う社会保障費の増大は現在も相変わらずの社会問題ですが、今後は現実を直視しながら、真に持続可能な社会保障制度の検討が必要になってきます。

　第 2 版でも指摘しましたが、激変する社会情勢の下では、もはや医療従事者としての専門知識を身につけるといった従来型の学習だけでは医療人として不十分です。保健・福祉領域における各種制度などの周辺知識の習得はもちろん、人工知能をはじめとした新しいテクノロジーの知識・運用のリテラシーも身につける必要があります。しかし、それ以上に今こそ、法・倫理・哲学などに基づいて、専門性やテクノロジーの活用のあり方を深く考察することが極めて重要になっています。本書では、これらを意識して医療と社会の接点にあたる基礎的なテーマを幅広く取り上げました。また、すべての医療系学生に対応できるよう、その説明はできるだけ簡潔なものとしています。本書が少しでも皆さんの役に立てば著者一同にとって望外の喜びです。

　2024 年 1 月　　　　　　　　　　　　　　　　　　　　　　　編著者

目 次

第 1 講　医療をとりまく日本の社会環境　・・・・・・・・・・・・・・・・・　1

1.1　医療をとりまく日本社会の現状　2

1.2　国民医療費　5

1.3　日本の医療施設の分類　8

1.4　医療計画・医療圏　12

第 2 講　医療保険制度と介護保険制度　・・・・・・・・・・・・・・・・・・　15

2.1　医療保険制度　16

2.2　介護保険制度　22

第 3 講　医事法制　・・・・・・・・・・・・・・・・・・・・・・・・・・・・・・・・・・・・　35

3.1　医療従事者法　36

3.2　医師・患者関係　37

3.3　医療事故　39

3.4　医療過誤訴訟の具体例　43

3.5　紛争解決制度と周辺制度　52

第 4 講　チーム医療　・・・・・・・・・・・・・・・・・・・・・・・・・・・・・・・・・・・　57

4.1　チーム医療とは　58

4.2　チーム医療モデル　65

4.3　チーム医療に求められること　66

第 5 講　患者と医療従事者との関係とコミュニケーション　71

5.1　インフォームド・コンセント　72

5.2　パターナリズム　76

5.3　ナラティブ・ベイスト・メディスンと
　　　エビデンス・ベイスト・メディスン　77

5.4　シェアード・ディシジョン・メイキング　80

5.5　医療における異文化間コミュニケーション　83

第 6 講　病人役割、医療化・脱医療化　・・・・・・・・・・・・・・・・・　85

　　6.1　病人役割　85

　　6.2　医療化の定義と実例　86

　　6.3　医療化の要因　92

　　6.4　医療化の負の側面　97

第 7 講　スティグマとしての病 ―ハンセン病問題―　・・・・・・　101

　　7.1　ハンセン病とは　102

　　7.2　日本におけるハンセン病の法律と政策の歴史　104

　　7.3　スティグマとしての病　107

　　7.4　ハンセン病元患者の現在　109

第 8 講　災害と医療　・・・・・・・・・・・・・・・・・・・・・・・・・・・・・・　111

　　8.1　災害派遣医療チーム　113

　　8.2　災害関連死　114

　　8.3　災害時のメンタルヘルス　115

　　8.4　サイコロジカル・ファーストエイド（PFA）　115

　　8.5　多様化する日本社会の災害と医療　118

第 9 講　近代医療と代替医療　・・・・・・・・・・・・・・・・・・・・・・　121

　　9.1　近代医学と医療　122

　　9.2　ナラティブアプローチの台頭とその問題点　123

　　9.3　病気とは　125

　　9.4　さまざまな代替医療　128

第 10 講　精神医療　・・・・・・・・・・・・・・・・・・・・・・・・・・・・・・　133

　　10.1　精神医療の歴史　134

　　10.2　精神疾患と刑法　139

　　10.3　精神医療の対象たる精神疾患　144

第**11**講 ジェンダーと医療 ・・・・・・・・・・・・・・・・・・・・・・・・・ 145

　11.1 医療化の対象としての性　146

　11.2 医療の担い手としての性　149

　11.3 家族と病　151

第**12**講 薬害と薬事行政 ・・・・・・・・・・・・・・・・・・・・・・・・・・・ 157

　12.1 本邦の薬事行政　158

　12.2 薬害の歴史　160

　12.3 医薬品の開発プロセス　167

　12.4 医薬品副作用被害救済制度　173

第**13**講 予防接種 ・・・・・・・・・・・・・・・・・・・・・・・・・・・・・・ 175

　13.1 予防接種法　177

　13.2 予防接種禍と救済制度　184

第**14**講 生命倫理① ―生に関する問題― ・・・・・・・・・・・ 187

　14.1 不妊治療　190

　14.2 出生前診断　194

　14.3 人工妊娠中絶とリプロダクティブ・ヘルス／ライツ　196

第**15**講 生命倫理② ―死に関する問題― ・・・・・・・・・・・・ 201

　15.1 終末期医療　203

　15.2 安楽死と尊厳死　207

　15.3 臓器移植　210

参考文献 ・・・・・・・・・・・・・・・・・・・・・・・・・・・・・・・・・・・ 213

索　引 ・・・・・・・・・・・・・・・・・・・・・・・・・・・・・・・・・・・・ 223

第1講

医療をとりまく日本の社会環境

　近年、医療費（国民医療費）の高騰が社会問題となっていることは皆さんもニュース等で知っていることでしょう。2013（平成25）年度に国民医療費は40兆円を超え、その後も漸増して、2019（令和元）年度の国民医療費は、過去最高の44兆3,895億円になりました。2020（令和2）年度は新型コロナウイルスの感染拡大にともなう受診控え等により、やや減少して42兆9,665億円でした。国民医療費は、国民皆保険制度が確立した1961（昭和36）年度以降、増加の一途をたどっています。その昔、1983年に「社会保険旬報」において、当時の厚生省局長の吉村仁氏が、医療費の高騰が国を亡ぼすといった内容の論文を発表し、これは医療費亡国論とよばれ、物議をかもしました[1]。国民医療費の高騰は、急速に進む少子高齢化と相まって、日本が世界に誇る国民皆保険制度の継続に深刻な影響を与えています。本講では、まず、国民医療費を含む医療をとりまく日本の社会環境を概観します。

　ところで、多くの方は、生まれてからこれまでの間に1度は病院やクリニックなどの医療施設を受診したことがあるはずです。今、周りを見渡してみると、○○クリニック、××診療所、△△病院、□□総合病院、◎◎大学病院など、さまざまな名前のついた医療施設が存在することに気がつきます。さて、みなさんはこれらの医療施設の違いを知っていますか。診療所は規模が小さくて、病院は規模が大きい程度のイメージでしょうか。医療施設に関する定めは、おもに**医療法**に存在します。医療法は、病院や診療所、助産所

---

[1] 吉村仁. 医療費をめぐる情勢と対応に関する私の考え方. 社会保険旬報. 1983, 1424, pp.12-14.

等医療施設の開設、施設、管理等の基準を定めた組織法であり、本邦の医療
体制の基本を定めています。本講では、医療法の定める医療施設の種類と役
割なども取り上げます。

1.1 医療をとりまく日本社会の現状

　みなさんは、もう間もなく到来する **2025 年問題**をご存じでしょうか。多く
の方は、概要を説明できないまでも、何となく耳にしたことがあるかもしれ
ません。この 2025 年問題は本邦において急速に進行する少子高齢化と深い関
わりがあります。まず始めにわが国の少子高齢社会について概観してみます。

　総務省の「国勢調査」および国立社会保障・人口問題研究所の「日本の将
来推計人口（令和 5 年推計）」（出生中位（死亡中位）推計）に基づき、厚生
労働省が作成した資料「日本の人口の推移」（図 1.1）を見てみましょう。

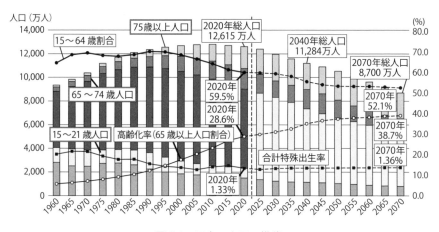

図 1.1　日本の人口の推移

（厚生労働省．"令和 5 度版厚生労働白書"．厚生労働省ホームページ．
https://www.mhlw.go.jp/wp/hakusyo/kousei/22/dl/zentai.pdf,（参照 2023-10-02））．

　この図には日本の過去の人口の推移と未来の予測が示されています。日本
の人口は、2008（平成 20）年の 1 億 2,808 万人をピークに減少に転じており、

2022（令和 4）年の日本の総人口は 1 億 2,495 万人でした。このうち、約 3 割が 65 歳以上のいわゆる高齢者です。2020 年の人口は、日本経済がバブルに湧いていた、約 30 年前の 1990（平成 2）年とあまり変わっていませんが、総人口に占める高齢者の割合は倍以上になっています。日本社会の急速な高齢化が理解できます。2025 年には 65 歳以上の高齢者の割合は 30％に達する見込みです。戦後 1947 年〜1949 年生まれの国民は「団塊の世代」とよばれ、人口が突出して多く、戦後の日本経済の復興・発展を支えた世代です。2025 年、この世代が 75 歳を迎え、後期高齢者になります。

2020 年度の人口 1 人あたりの国民医療費は 34 万 600 円でした。もっとも、年齢階級別でみると、65 歳以上の高齢者の人口 1 人あたりの医療費は 73 万 3,700 円であり、65 歳未満では 18 万 3,500 円でした。65 歳以上の高齢者の人口 1 人あたりの医療費は、65 歳未満のおよそ 4 倍です。75 歳以上の後期高齢者では、人口 1 人あたりの医療費は 90 万 200 円となり、65 歳未満のそれの約 5 倍になります[2]。2025 年に人口のもっとも多い団塊の世代が後期高齢者となることから、近い将来、国民医療費の大幅な増加が見込まれています。高齢者には医療のみならず、年金や介護の給付も必要です。2025 年問題は、いわゆる「団塊の世代」が後期高齢者となることで、医療・年金・介護などの社会保障費が増大し、財政との均衡を欠くことにその本質があります。

次に平均寿命を見てみましょう。1990 年に男性 75.92 年、女性 81.90 年であった平均寿命は、2021（令和 3）年には、男性 81.47 年、女性 87.57 年であり、約 30 年間で約 5 年伸びました[3]。また、世界各国と比較しても、日本国民の平均寿命はトップクラスです。世界保健機関（World Health Organization：WHO）の 2023 年度版の世界保健統計（World Health Statistics）によると（数値は 2019 年の推計値）、日本人の平均寿命は 84.3 歳で世界 1 位でした。男女別に見ても、男性は 81.5 歳でスイスに次いで 2 位であり、女性は 86.9 歳で 1 位でした。今後も平均寿命は延び、2040 年には女性の平均寿

---

[2] 厚生労働省．"令和 2 年度 国民医療費の概況"．厚生労働省ホームページ．
https://www.mhlw.go.jp/toukei/saikin/hw/k-iryohi/20/dl/kekka.pdf,（参照 2023-10-02）.
[3] 厚生労働省．"令和 5 度版厚生労働白書"．厚生労働省ホームページ．
https://www.mhlw.go.jp/wp/hakusyo/kousei/22/dl/zentai.pdf,（参照 2023-10-02）.

命はほぼ 90 歳に達すると予測されています。寿命という点からみても、医療費を含む社会保障費の伸びは避けられそうにありません。

　図 1.2 で 2070 年の人口ピラミッド（推計）を見てみましょう。ピラミッド…というよりは逆ピラミッドですね。そしてずいぶんと細身に見えます。

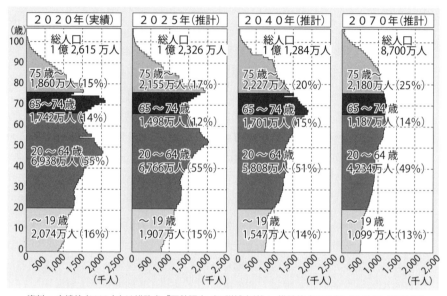

資料：実績値（2020 年）は総務省「国勢調査（不詳補完値）」、推計値（2025 年、2040 年、2070 年）は国立社会保障・人口問題研究所「日本将来推計人口（令和 5 年推計）出生中位・死亡中位推計」（各年10月1日現在人口）により厚生労働省政策統括官付政策統括室において作成。

図 1.2　日本の人口ピラミッドの変化

（厚生労働省.“令和 5 度版厚生労働白書”. 厚生労働省ホームページ.
https://www.mhlw.go.jp/wp/hakusyo/kousei/22/dl/zentai.pdf,(参照 2023-10-02)).

　多くの方は高齢化の問題と同時に**少子化**の問題もご存じでしょう。近年、出生する子どもの数は急速に減少しており、2022 年生まれの子どもの数は、ついに 80 万人を割り込みました[4]。今後、少子化の進行に加え、高齢化にともなう死亡者数が増加することにより、日本の人口は急速に減少し、2070 年

[4] 厚生労働省.“令和 4 年(2022)人口動態統計(確定数)の概況”. 厚生労働省ホームページ. https://www.mhlw.go.jp/toukei/saikin/hw/jinkou/kakutei22/dl/02_kek.pdf,(参照 2023 -10-02).

には 9,000 万人を割り込み、高齢化率は 39%の水準になると予想されています。少ない若年者で、現在の水準の高齢者の社会保障を維持することは難しいと言わざるを得ません。少子化も 2025 年問題、そしてそれ以降の日本の社会保障の問題に大きく関わっています。

1.2 国民医療費

　国民医療費は、当該年度内の医療機関などにおける傷病の治療に要する費用を推計したものであり、具体的には、診療費・調剤費・入院時食事療養費・訪問看護療養費のほか、健康保険等で支給される移送費などが含まれます。国民医療費の範囲は傷病の治療費に限られており、①正常な妊娠および分娩に関わる費用、②健康の維持・増進を目的とした健康診断・予防接種などの費用、③固定した身体障害のために必要とする義眼や義肢などの費用は含まれません。なお、平成 12 年から介護保険制度が施行されたことにともない、従来、国民医療費の対象となっていた費用のうち、介護保険の費用に移行したものがあり、これらは同年度以降、国民医療費の推計から除かれています。

　前節にも記しましたが 2020 年度の国民医療費は 42 兆 9,665 億円であり、新型コロナウイルスの感染拡大にともなう受診控え等により、過去最高であった前年度の 44 兆 3,895 億円に比べ 1 兆 4,230 億円減少しました。もっとも、推計の始まった 1954(昭和 29)年以降、国民医療費はほぼ毎年増加しており、2013 年度にはあっさりと 40 兆円を超えました。また、近年、国民医療費の対国民所得（National Income : NI）比率は 10%を超えて推移しており、対国内総生産（Gross Domestic Product : GDP）比率は約 8%となっています（図 1.3)[5]。

　今後、超高齢社会を迎える本邦において、国民医療費の増加を回避することは困難ですが、日本の誇る医療保障を維持するためにも、国民医療費の急激な増加を抑制することは喫緊の課題になっています。

---

[5] 図 1.3 は、2019 年度の国民医療費、対国内総生産・対国民所得比率の年次推移を示した図です。2023 年 10 月の時点で 2020 年度の対国民所得比率は未公表であるため、2019 年度の図を提示しています。

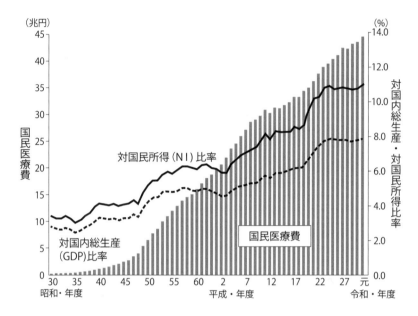

図 1.3　国民医療費・対国内総生産・対国民所得比率の年次推移

（厚生労働省．"令和元(2019)年度 国民医療費の概況"．厚生労働省ホームページ．
https://www.mhlw.go.jp/toukei/saikin/hw/k-iryohi/19/dl/kekka.pdf,(参照 2023-10-02)).

　日本の医療保障は**医療保険制度**を柱としており、「保険」診療が中心です。
一般に、保険は一定の事象が発生した場合に、保険料の対価として加入者に
金銭が支払われます。もっとも、日本の医療保険制度では保険料の対価は医
療サービスの給付です[6]。また、医療保険制度と並ぶ医療保障の柱として**公
費医療制度**があります。公費医療制度は「保険」ではなく、国や地方自治体
が、その負担により、一定の要件を満たした者に対して医療を提供するもの
です。現在、公費医療制度には、法律によるものと予算措置によるものがあ
ります。代表的な公費医療制度の１つに、経済的弱者の救済を目的とした生
活保護法に基づく医療扶助が存在します。

---

[6] 日本の医療保険制度では、加入者に対し、保険料の対価として医療サービスという
　現物が給付され、この特徴を現物給付原則といいます。

　国民医療費の財源別負担割合（内訳）を見てみましょう。2020年度の国民医療費の財源別負担割合は、総額42兆9,665億円に対して、保険料が49.5%（21兆2,641億円）、公費が38.4%（16兆4,991億円）、その他が12.1%（5兆2,033億円）でした[7]。おおよそ保険料が50%、公費が40%、その他（患者負担）が10%と考えてよいでしょう。公費には国庫と地方があり、上記38.4%のうち、国庫が25.7%を、地方が12.7%を負担しています。国民医療費に対する公費負担の割合は、近年、ほぼ変わっていません。国民医療費は公費支出が約40%を占めることから、医療「保険」制度という名前であるにも関わらず、純粋な保険とは異なり、多くの公費が投入されていることがわかります。国民医療費の高騰によって困るのは保険料を支払っている国民ですが、公費投入の割合が大きくなれば、医療費亡国論のような極端な理論はともかく、国の財政にも影響が出てくる可能性があります。

　次に、日本の保険医療支出を世界各国のそれと比較してみましょう。「OECD HEALTH Statistics 2022」によれば、2020年度の日本の総医療費の対GDP比は11.1%でOECD加盟38か国中、11位であり、1人あたり医療費も4,666ドルで16位と上位に位置しています（図1.4）。10年前の2009年度の日本の総医療費の対GDP比は8.5%で当時のOECD加盟34か国中、24位であり、1人あたり医療費も2,878ドルで21位でした。当時、日本の医療は低廉かつ良質と主張されていましたが、図1.4を見る限り、少なくとも「低廉」であると主張することは難しくなっているように思えます。

---

[7] 詳細は、厚生労働省. "令和2(2020)年度 国民医療費の概況". 厚生労働省ホームページ. https://www.mhlw.go.jp/toukei/saikin/hw/k-iryohi/20/dl/kekka.pdf,(参照 2023-10-02).を参照。財源別負担割合において、その他の12.1%（5兆2,033億円）のうち、患者負担が11.5%（4兆9,516億円）を占めます。

国　名	総医療費の対GDP比（%）	順位	1人あたり医療費（ドル）	順位
アメリカ合衆国	18.8	1	11,859	1
カナダ	12.9	2	5,828	7
ドイツ	12.8	3	6,939	3
フランス	12.2	4	5,468	12
イギリス	12.0	5	5,019	15
スイス	11.8	6	7,179	2
スウェーデン	11.5	7	5,757	8
オーストリア	11.5	8	5,883	6
ノルウェー	11.4	9	6,582	4
オランダ	11.1	10	6,180	5
日本	11.1	11	4,666	16
ベルギー	11.1	12	5,407	13
スペイン	10.7	13	3,718	22
オーストラリア	10.6	14	5,627	11
ポルトガル	10.5	15	3,348	25
デンマーク	10.5	16	5,694	9
チリ	9.8	17	2,413	30
ニュージーランド	9.7	18	4,469	19
イタリア	9.6	19	3,747	21

・国　名	総医療費の対GDP比（%）	順位	1人あたり医療費（ドル）	順位
フィンランド	9.6	20	4,605	18
アイスランド	9.5	21	4,620	17
ギリシャ	9.5	22	2,486	29
スロベニア	9.5	23	3,474	24
チェコ	9.2	24	3,805	20
コロンビア	9.0	25	1,336	36
韓国	8.4	26	3,582	23
イスラエル	8.3	27	3,057	26
コスタリカ	7.9	28	1,618	35
エストニア	7.8	29	2,729	28
リトアニア	7.5	30	2,882	27
ラトヴィア	7.4	31	2,228	33
ハンガリー	7.3	32	2,402	31
スロヴァキア	7.2	33	2,126	34
アイルランド	7.1	34	5,373	14
ポーランド	6.5	35	2,286	32
メキシコ	6.2	36	1,227	38
ルクセンブルク	5.8	37	5,628	10
トルコ	4.6	38	1,305	37
ＯＥＣＤ平均	9.7		4,278	

出典：「OECD HEALTH Statistics 2022」
（注）上記各項目の順位は、OECD加盟国間におけるもの

図 1.4　OECD 加盟国の保険医療支出の状況（2020 年）

（厚生労働省．"令和 5 度版厚生労働白書"．厚生労働省ホームページ．
https://www.mhlw.go.jp/wp/hakusyo/kousei/22-2/dl/02.pdf,（参照 2023-10-02））．

1.3　日本の医療施設の分類

　日本の医療供給体制の基本は医療法（昭和二十三年法律第二百五号）に定められています。**医療法**は 1948 年に制定された後、医療政策やさまざまな社会事情の変化にともない、9 回にわたる大規模な改正が行われ、その内容は複雑になっています。医療法には、もっとも基礎的な定めとして、病院、診療所、助産所などの医療機関や病床についての規定が存在します。高齢化の加速や医療技術の進歩などを背景に、これらの医療提供施設等の機能分化と連携が必要になり、現在、病院と病床は下記のように分化しています。

【病院】

1．一般病院
2．特定機能病院
3．地域医療支援病院
4．臨床研究中核病院
5．精神科病院[8]
6．結核療養所[9]

【病床】

1．一般病床
2．感染症病床
3．結核病床
4．療養病床[10]
5．精神病床

1992 年に創設された特定機能病院（医療法第 4 条の 2）は、おもに一般病院等から紹介された患者を対象に、高度医療や先進医療を提供する病院群を指し、具体的には、大学病院の本院等が該当します。1997 年に創設された地域医療支援病院（同法第 4 条）は、かかりつけ医を支援し連携して地域医療の確保を図る病院群であり、二次医療圏での医療の完結を目的として設定されました。2014 年に創設された臨床研究中核病院（同法第 4 条の 3）は臨床研究の計画・実施・研修等に中核的な役割を担う病院群です[11]。

医療法には病院のほか、診療所、助産所などの定めもあります。病院と診療所は、「病院」は 20 床以上の入院施設を有する医療機関で、「診療所」は 0〜19 床以下の入院施設を有する医療機関であるとして病床数で区別されて

---

[8] 精神病床のみを有する病院を精神科病院といいます。

[9] 結核病床のみを有する病院を結核療養所といいます。結核療養所は、2013 年をもって消滅しました。

[10] 介護療養病床は政策により廃止されることが決定していますが、介護老人保健施設や介護医療院への転換が進んでいない状況などに鑑みて、2024 年 3 月末まで期限を延長する経過措置がとられています。

[11] 一般病院の開設、地域医療支援病院の承認・監督は都道府県知事が行い、特定機能病院と臨床研究中核病院の承認・監督は厚生労働大臣が行います。

います（同法第 1 条の 5)[12]。病床数による病院と診療所との区別は、明治時代に日本に西洋医学が導入されたときから変わっていません[13]。

　また、医療法は、病院は「傷病者が、科学的でかつ適正な医療を受けることができる便宜を与えることを主たる目的として組織され、かつ、運営されるものでなければならない」と規定しており、これは診療所の項には存在しません。本邦の病院と診療所の施設数の現状を概観すると、直近の 20 年間で病院は減少し、診療所は増加していることがわかります。また、診療所の内訳をみると、有床診療所は激減し、無床診療所が大幅に増加しているという特徴が見られます（図 1.5）。

　医療法には、精神病床、感染症病床、結核病床、療養病床、一般病床といった病床に関する定めも存在します（医療法 7 条 2 項）。2022 年の総病床数は約 157 万床であり、その内訳は、病院が約 149 万床、診療所が約 8 万床となっています。病床の種類別に見ると、一般病床が約 89 万床、療養病床が約 28 万床、精神病床が約 32 万床あります。日本の病床数は一般病床、療養病床、精神病床のいずれも、世界各国と比較して多いことが指摘されています。急速に進行する少子高齢化と持続可能な医療保険制度の維持を目的として、2015 年に厚生労働省は、2025 年の一般病床および療養病床の必要病床数（目指すべき姿）は総計 115〜119 万床程度であると発表しました。しかし、病床数の大幅かつ急な削減は地域医療に大きな影響を与えかねないとして、将来の医療体制のあるべき姿については現在も議論が続いています。

---

[12] 病床数が 0 の診療所を「無床診療所」、1 以上の診療所を「有床診療所」といいます。

[13] 欧米諸国の多くでは、診療所を外来担当施設、病院を入院担当施設として区分し、両者が機能的に分化しているとされます。

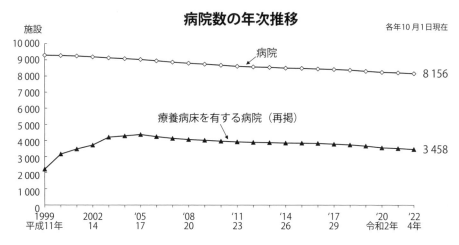

注）「療養病床」は、平成12年までは「療養型病床群」であり、平成13・14年は、
「療養病床」および「経過的旧療養型病床群」である。

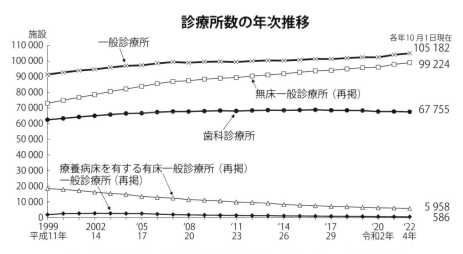

注:1）「療養病床」は、平成12年までは「療養型病床群」であり、平成13・14年は、「療養病床」
および「経過的旧療養型病床群」である。
2）平成20年までの「一般診療所」には「沖縄県における介輔診療所」を含む。

図 1.5　医療施設数の年次推移

（厚生労働省.“令和 4(2022)年医療施設(動態)調査・病院報告の概況”. 厚生労働省ホー
ムページ. https://www.mhlw.go.jp/toukei/saikin/hw/iryosd/22/dl/02sisetu04.pdf,(参照
2023-10-02)).

1.4 医療計画・医療圏

　都道府県は、医療法に基づき、地域の実情に応じた医療提供体制の確保を図るため、医療圏の範囲、医療圏ごとの基準病床数などにつき、**医療計画**を策定しています（同法第 30 条の 4）。医療計画は、少なくとも 6 年ごとに見直されます[14]。**医療圏**とは、医療の整備を図るために都道府県が設定する地域的単位のことです。医療圏は一次・二次・三次に分かれます。一次医療圏は市町村単位で初期診療が主体です。二次医療圏は広域市町村単位で一般診療、三次医療圏は都道府県単位で高度先進医療に対応します。このうち、医療計画は二次と三次の医療圏に関する規定をおいており、二次医療圏で救急医療が完結することが目標とされています。しかし、十分な医療従事者の確保ができていないなど、大きな課題もあります。また、医療圏ごとの適正病床数を**基準病床数**といいます。基準病床数の定めは、病床数の抑制という側面があり、医療計画は病床数規制という規制的性格も持ち合わせます。

　近年、従来の疾患構造が変化し、がんや脳梗塞などの疾患が慢性疾患化しました。疾病構造の変化や地域医療の確保といった課題に対応するため、第 5 次医療法改正で適切な医療体制の構築が図られることになり、都道府県は医療計画の策定にあたり、5 疾病 5 事業および在宅医療等について記載することになりました（図 1.6）。厚生労働省は持続可能な社会保障制度の構築に向け、病院から施設や在宅医療への積極的な転換を図っています。前述のとおり、医療病床数の削減目標が定められるなど、今後病床数の増加は見込めないものと考えられます。今後訪れる超高齢社会に向け、日本はどのような医療体制を構築すべきなのでしょうか。

[14) 2018（平成 30）年から開始した第 7 次医療計画から、介護計画などとの整合性を確保するため、実施期間が 6 年間になりました。医療提供体制の基本計画である医療計画は、1985 年の第 1 次医療法改正で医療圏の概念とともに導入されました。

5疾病	がん、脳卒中、急性心筋梗塞、糖尿病、精神疾患
5事業	救急医療、災害時における医療、へき地の医療、周産期医療、小児救急医療を含む小児医療（その他）

図1.6　5疾病5事業および在宅医療の医療体制について

（日本医師会．"5疾病・5事業および在宅医療の医療体制について"．日本医師会ホームページ．https://www.med.or.jp/doctor/region/000222.html,(参照 2023-10-02))．

第 2 講

医療保険制度と介護保険制度

　本講では保険診療制度をはじめ、わが国の医療に関する各種制度を取り扱います。みなさんは中学生のときに日本国憲法を勉強したことがあるでしょう。日本国憲法には国民主権、基本的人権の尊重、平和主義などの重要な理念が含まれています。ほかにも多くの重要な理念がありますが、ここでは第25条に注目します。同条1項の「すべて国民は、健康で文化的な最低限度の生活を営む権利を有する。」という規定はいわゆる生存権として大変有名です。また、同条2項には、「国は、すべての生活部面について、社会福祉、社会保障及び公衆衛生の向上及び増進に努めなければならない。」とあります。この規定は1項に比べるとあまり注目されることがありませんが、実は日本の医療制度の根拠になっており、日本国憲法は第25条2項で、国に対し充実した医療制度の確立を求めています[1]。

　本邦の現行の医療保険制度は複雑ですが、医療保険制度について規定した代表的な法律である健康保険法を理解することで、保険診療制度を大まかに把握することができます。法文は読みにくいと思いますが、なんとか頑張って学習してみましょう。医療保険制度には、疾病の慢性化と新薬の高騰等の社会事情により、近年大きな注目を集めている高額療養費制度が含まれます。

　本講では**介護保険制度**も取り扱います。第1講で学んだように、日本では少子高齢化が急速に進行しています。介護保険制度は、高齢化社会に対応するため、2000年にスタートした比較的新しい制度です。近年は、利用者数の大幅な増加にともない、介護保険料の高騰が問題になっています。今後、超

---

[1] 法学的には、憲法第25条1項の定める生存権の趣旨を実現するため、同条2項が国に対し、生存権の具体化について努力する義務を課していると理解されています。

高齢社会を迎える日本にとって欠くことのできない制度の1つですが、問題が山積みです。日本の高齢化のスピードは世界トップクラスであり、お手本となる国はほとんどなく、この介護保険制度の行く末を世界が注視しています。

2.1 医療保険制度[2)]

（1）特徴

　医療保険とは、疾病や負傷に対する医療費負担の問題を組織的に解決する手段のことです。医療保険は、保険者が平時に被保険者から保険料を徴収し、被保険者が保険事故により、疾病・負傷等を生じた場合に、医療サービス等を給付する仕組みをとっています。**医療保険制度**は、疾病・負傷等による医療費の負担により、国民が経済的な困窮に陥ることを防止しています。

　日本では、1961（昭和36）年に**国民皆保険制度**が導入され、国民の誰もが、いつでも、どこでも、低廉な医療サービスを受けられるという医療保障の理念が実現され、世界に誇る医療保険制度が確立されました。日本の医療保険制度には、①強制加入であること、②現物給付原則をとっていること、③フリーアクセス制をとっていること、という3つの大きな特徴があります。①のため、すべての国民が例外なく、何らかの医療保険制度に加入しています。②は、本邦の医療保険制度が、被保険者に対し、診療、検査、投薬や入院といった医療サービスそのもの（現物）を支給していることを言います。③は、被保険者が特段の制約なく、自由に医療機関を選択することができることです。

　本来、保険制度は被保険者の負担ですべて賄われるものです（生命保険を考えてみると明らかで、給付は保険料の対価です）。しかし、急速に進行する高齢化のなか、保険料のみで低廉な医療を実現することには限界があります。実際、第1講で述べたように、医療費には相当額の公費が投入されています。

[2)] 内閣総理大臣の諮問機関であった社会保障制度審議会（2001年に廃止され機能は各所に引き継がれました）は、社会保障を、①社会保険、②公的扶助、③社会福祉、④公衆衛生および医療、⑤老人保健に分類しました。医療保険は社会保険に含まれ、同じく社会保険に含まれる年金保険とともに社会保障制度の中心を構成しています。

　日本の医療保険は、後期高齢者医療制度を除くと、職域保険（被用者保険）と地域保険に大別されます。保険料は職域保険においては雇用者と被用者が折半し、地域保険では市町村と被保険者が折半してそれぞれ負担します。これまで日本の医療保険制度は高度経済成長に支えられ、安定的に維持されてきましたが、近年は急激に進む高齢化とそれにともなう医療費の高騰および保険財源の悪化等の影響により、厳しい状況にあります。今後も、急速に進行する高齢化、医療の進歩による平均寿命の延長、低出生率の継続による生産年齢人口の減少など、医療保険制度を取り巻く環境には厳しいものがあります。

（2）医療保険の分類

　わが国の医療保険は、**職域保険（被用者保険）、地域保険及び後期高齢者医療制度**に分けられます。職域保険は被保険者としておもに事業所等に使用される者を対象とし、地域保険は居住地を同じくする一般住民を対象とします。1961年に国民皆保険が実現し、その後、2008（平成20）年に、高齢者の医療の確保に関する法律（高齢者医療確保法）に基づく医療制度（後期高齢者医療を含む）が、高齢者医療を社会全体で支えるという理念の下、創設されました（後期高齢者医療制度）[3]。わが国では、すべての国民はいずれかの医療保険に加入することになっています。

　保険給付の対象者は被保険者と被扶養者です。「被保険者」とは、医療保険に加入し、病気や怪我などを患ったときに保険によって医療給付を受けることができる人のことです。被扶養者は後述する健康保険法等の概念であり、被保険者の3親等内の親族が該当します。医療保険の経営主体を「保険者」とよび、職域保険における各種健康保険組合、全国健康保険協会（協会けんぽ）、地域保険における市町村、また、後期高齢者医療制度における後期高齢者医療広域連合がこれに該当します。保険者は被保険者から保険料を徴収し、被保険者に対し保険給付を行うほか、健康教育・健康相談など被保険者の健康

---

[3] 平成20(2008)年に、従前の老人保健法が高齢者医療確保法に改正され、後期高齢者制度を含む新しい高齢者医療制度が創設されました。これにより、従前の退職者医療制度は平成26年度をもって廃止されました。

増進のための事業を行っています。職域保険、地域保険と後期高齢者医療制度について簡潔にまとめます。

【職域保険（被用者保険）】

　健康保険法、船員保険法、各種共済組合法などの適用を受けます。サラリーマンや公務員等の被用者が加入する保険です。保険者は健康保険組合（組合管掌健康保険）、従前の政府（政府管掌健康保険）に代わって設立された全国健康保険協会（愛称は「協会けんぽ」）（健康保険協会管掌健康保険）などです（健康保険法第4条）。

【地域保険】

　国民健康保険のことです。国民健康保険法の適用を受けます。上記の職域保険加入者以外の地域住民が加入する保険です。保険者は、市町村・特別区および都道府県（公営）と国民健康保険組合（組合）です（国民健康保険法第3条）。国民健康保険組合とは、国民健康保険法で認められている同種の事業または業務（医師、歯科医師、薬剤師、弁護士、土木建築業、食品販売、理容、美容、浴場業等の同業者）に従事する300人以上の人で組織される組合のことを言います。

【後期高齢者医療制度】

　75歳以上の国民は原則として、すべて後期高齢者医療の被保険者になります（高齢者医療確保法第50条1号）。保険者は後期高齢者医療広域連合です。

（3）保険医療機関・保険薬局および保険医・保険薬剤師

　健康保険法は、保険診療を提供できる医療機関と薬局の要件について定めており、保険診療を行う病院、診療所と薬局に対し、保険医療機関もしくは保険薬局として厚生労働大臣の指定を受けることを、そして、保険医療機関において保険診療に従事する医師・歯科医師、保険薬局において保険調剤に従事する薬剤師に対し、厚生労働大臣に申請して、保険医または保険薬剤師の登録を受けることを求めています（健康保険法第63条3項1号及び第64条）。健康保険法により、厚生労働大臣の指定を受けた病院・診療所または薬局のことを保険医療機関または保険薬局といい、厚生労働大臣の登録を受けた医師・歯科医師または薬剤師のことを保険医または保険薬剤師といいます。

このように、保険診療や保険調剤を行うためには、医療機関や薬局は厚生労働大臣による保険医療機関または保険薬局の指定を受けなければならず、また、そこで診療に従事する医師・歯科医師や薬剤師は保険医または保険薬剤師として登録されなければなりません。これを保険診療の二重指定制度といいます。

　行政には、保険診療および保険調剤の質的な向上と適正化を目的として、保険医療機関および保険薬局への指導・監査権限が与えられており（同法第73条）、保険診療を行う医療機関や薬局として相応しくないと認めた場合には、一定の要件の下、保険医療機関や保険薬局の指定を取り消すことができます（同法第80条）。第80条の定める保険医療機関や保険薬局の保険指定取消事由には、厚生労働省令の定め（後述の療担規則および薬担規則のこと）に従わずに保険診療や保険調剤を行った場合（1号）、保険登録のされていない医師や薬剤師に保険診療や保険調剤を行わせた場合（2号）、診療報酬等の不正請求（3号）などがあります。第81条は保険医または保険薬剤師の登録の取消事由について定めており、第80条と同様の事由も含まれます。

（4）療担規則と薬担規則

　保険診療にあたり、保険医療機関および保険医が遵守すべき規範として、「保険医療機関及び保険医療養担当規則」（療担規則）があり、保険診療はこの療担規則に従って行われています。療担規則は、健康保険法第72条1項に基づいて厚生労働大臣が定めた省令であり、これに従わない場合、前述のとおり、保険医療機関の指定や保険医の登録を取り消されることがあります。療担規則は全24条で構成されており、保険診療の内容を具体的に規定しています。また、保険調剤にあたり、保険薬局および保険薬剤師が遵守すべき規範として、「保険薬局及び保険薬剤師療養担当規則」（薬担規則）が存在します。

（5）一部負担金

　被保険者は、保険医療機関等から医療サービスの提供を受けた場合、自己が負担すべき医療費を、一部負担金として、その窓口で支払わなければなりません（健康保険法第74条、国民健康保険法第42条等）。これらの規定をま

とめると、医療保険の被保険者・被扶養者の一部負担金・自己負担額は、原則として次表のようになります。

　また、75歳以上の国民（後期高齢者）は前述のとおり、後期高齢者医療制度に加入します。後期高齢者医療制度の加入者の自己負担割合は、通常は1割ですが、一定以上の所得のある者は2割、現役並みの所得を有する者は3割と定められています（高齢者医療確保法第67条1項1～3号）。

健康保険名	一部負担金
職域保険（被用者保険） （健康保険法等）	未就学児　2割 一般　3割
地域保険（国民健康保険法）	70歳以上　2割 70歳以上で現役並所得者　3割
後期高齢者医療制度 ＊原則、75歳以上の高齢者が対象	原則　1割 一定以上の所得者は2割 現役並所得者　3割

（6）混合診療

　医療保険の対象となっていない診療（保険外診療）を受ける場合、健康保険法は適用されません。保険外診療における医療費は、患者がすべて自費で負担することになります。それでは、ある疾患に対して保険診療と保険外診療とを組み合わせて診療を行うことはできるのでしょうか。これが、従来から議論されているいわゆる**混合診療**の問題です。

　厚生労働省は、混合診療につき、一定の例外を除いて禁止しています。その理由として、①保険診療において一定の低廉な自己負担額のもと、必要な医療が提供されているにもかかわらず、患者に対し、保険外の負担を求めることが一般化し、患者の負担が不当に拡大するおそれがあること、②安全性、有効性が確認されていない医療が保険診療と併せて実施される結果、科学的な根拠のない特殊な医療の実施を助長するおそれがあることなど、混合診療を認めた場合に起こる弊害をあげています[4]。

---

[4] 混合診療の適法性が訴訟において最高裁判所まで争われた事案があります。最高裁判所は混合診療禁止の原則を合法であると判断しました（最判平成23年10月25日民集65巻7号2923頁）。

　混合診療禁止の原則に反して混合診療を行った場合、保険外診療部分はもちろん、併用された保険診療部分についても保険適用がなされず、自費診療となり、すべて患者の自己負担になります。もっとも、健康保険法第86条1項等は、保険外併用療養制度として、例外的に、評価療養、患者申出療養、選定療養の3つを保険診療と併用することを認めています。併用される保険外診療が、評価療養、患者申出療養、選定療養のいずれかに含まれる場合、その部分は全額自己負担となるものの、通常の診療と共通する診察、検査、処方、入院等については、一般の保険診療と同様に扱われます。これらは保険の適用を受け、保険外併用療養費が給付されるため、患者は一部負担金を支払うことで足ります。保険給付を受ける一部負担金には、次に取り扱う高額療養費制度の適用もあります。現在も、混合診療禁止の原則は維持されていますが、規制緩和の要請があること、欧米との間に**ドラッグ・ラグ**[5]が存在することなどの理由から、混合診療の解禁を求める声も根強くあります。

（7）高額療養費制度

　医療保険の被保険者、被扶養者の医療費が高額となった場合に、その負担を軽減する制度の1つに**高額療養費制度**があります（高額医療費制度、高額療養費も同義）。具体的には、同一月（1日から月末まで）に、医療機関で支払った医療費の自己負担額が一定限度を超えた場合、その超過分が後日払い戻されます。自己負担額の上限は年齢や所得によって変化します。

　高額療養費制度は、貧困により診療を受けることができないといった現象が生じないように配慮した制度であり、医療におけるセーフティーネットの機能を果たしています。もっとも、本邦は国民皆保険制度をとっており、従前は1回の入院費用がそれほど高額とはならなかったこと、また、低所得者には生活保護制度があり、医療費の自己負担がないことなどの理由から、これまで高額療養費の存在はあまり一般に認知されておらず、十分に活用されているとは言いがたい状況にありました。ところが、近年、医療の急激な進

---

[5] ドラッグ・ラグとは、海外で開発・承認された薬が、国内で厚生労働省に承認され医療現場で使用できるまでの時間差のことを言います。従来、ドラッグ・ラグが大きな問題となっていましたが、近年は欧米との差はかなり解消されています。

歩にともない、がんや関節リウマチなどの分野で、特定の分子を標的とした抗体製剤などの新薬が開発され、普及しています。これらの薬剤は高価であることが多く、長期間使用する例では、患者の経済的負担の増加が顕著です[6]。そのため、高額医療費制度の重要性が見直されてその認知度も高まり、高額療養費の支給額は急速に増加しました。このような背景から、適正な高額療養費制度の運用を目指して、自己負担限度額の見直しが行われています。

　なお、高額療養費制度には、要件を満たした場合にさらに負担を軽減する仕組みが存在します。複数の受診や同じ世帯のほかの者の受診において支払った医療費の自己負担額を合算することが認められています（世帯合算）。過去 12 か月以内に 3 回以上、自己負担の上限額に達した場合は、4 回目から「多数回」該当となり、自己負担の上限額が下がります（多数回該当）。また、世帯内の同一の医療保険の加入者につき、医療保険と介護保険の 1 年間の自己負担額の合計が一定額を超えた場合に、その超過分が支払われる高額医療・高額介護合算療養費制度もあります。いずれも、自己負担額の上限を超えた場合に、超過分が払い戻される仕組みとなっています。

2.2　介護保険制度

（1）背景

　1961（昭和 36）年に、医療保険に国民皆保険制度が導入されたとき、高齢化率[7]はわずか 6%弱にすぎませんでした。その後、高度経済成長期を迎え、日本の財政にゆとりが出てきたこともあって、1970 年に東京都と秋田県で老人医療費の無料化が始まり、1973 年には、国も老人医療費の無料化に踏み切りました。もっとも、1970 年代後半から、医療の進歩にともなって国民の平均寿命が顕著な伸びを見せ、高齢者の医療費が急速に増大して、老人医療が

---

[6] 2014 年 9 月、皮膚の悪性黒色腫（メラノーマ）に保険適用が認められたニボルマブ（商品名：オプジーボ）は 1 瓶 100mg が約 70 万円と高額であり、その適応が 2015 年 12 月に非小細胞肺がんに適応拡大されました。体重 60kg の非小細胞肺がんの患者が 1 年間この薬剤を使用した場合、薬剤費のみで 3,500 万円を超えました。ニボルマブの出現は日本の医療保険制度に大きな課題を突きつけました。

[7] 65 歳以上の人口を高齢者人口といい、それが総人口に対して占める割合のことを高齢化率といいます。

国民健康保険制度の運営を圧迫しました。

　そこで、老人保健を分離・強化する目的で、1982年に老人保健法が制定され、老人医療費の一定額負担制度が導入されました。1980年代後半に入り、日本経済はバブル期を迎えますが、少子高齢化の進行は止まることはなく、1989年には高齢化率が約12%となりました。老人の病院受診率が増加し、社会的入院[8]も増えて老人医療費が増大したこと、また、消費税の導入にともなって福祉の具体策を示すことが求められたことから、当時の大蔵・厚生・自治省が10年間で6兆円の予算を確保して、老人保健施設などの在宅復帰に向けた中間施設の緊急整備や市町村での在宅サービスについての具体的な目標を設定した**ゴールドプラン**（1990〜1994年）を策定しました。在宅サービス推進を打ち出したゴールドプランの理念は、現在の介護保険法に強く影響しています。

　加速する高齢化にともない、さらなる予算確保と福祉の充実のため、1994年には、新ゴールドプラン（1995〜1999年）が策定され、国は、「国民誰もが、身近に、必要な介護サービスがスムーズに手に入れられるシステムの構築が必要」であると訴えました。また、社会的入院のさらなる増加、特別養護老人ホームの待機患者の著増などもあり、高齢者福祉の整備の必要性が高まりました。このような流れのなか、1996年に連立与党3党が政策合意をして、介護保険制度の創設が決定され、1997年に介護保険法が成立、2000年に施行されることになりました。

　介護保険法施行前年の1999年にはゴールドプラン21（2000〜2004年）が策定され、①活力ある高齢者像の構築、②高齢者の尊厳の確保と自立支援、③支え合う地域社会の形成、④利用者から信頼される介護サービスの確立、という4つの基本目標が定められました。2000年に介護保険法が施行されたとき、高齢化率は17.3%であり、実に1960年代と比較して約3倍になっていました。

---

[8] 社会的入院とは、医学的に入院治療の必要性がないにも関わらず、介護者の不在などの家庭の事情や引き取り拒否により、病院で入院を継続している状態のことをいいます。

（2）介護保険制度

　現在の**介護保険制度**は**介護保険法**に定められています。介護保険法は第 1 条で、同法の目的として、介護等を要する者に対し、能力に応じた自立した日常生活を営むため、必要な医療・福祉サービスを給付し、福祉の増進をはかることを掲げています。同法第 2 条 4 項は要介護者に対し、介護サービスは「可能な限り」居宅において、能力に応じ自立した日常生活を送ることができるように配慮されなければならないとしており、同法第 1 条の目的と同様、国の要介護者に対する自立支援の方針を読み取ることができます。

　介護保険制度は社会保険方式をとっており、介護保険の保険者は、市町村および特別区です。被保険者は、①65 歳以上の者、および②40 歳〜64 歳の医療保険加入者で、前者を第 1 号被保険者、後者を第 2 号被保険者といいます。第 1 号被保険者は要介護状態・要支援状態と認定された場合、介護保険の定める給付を受けることができますが、第 2 号被保険者は要介護・要支援状態が末期がんや関節リウマチなどの加齢に起因する疾病（特定疾病）による場合にのみ受給することができます[9]。これは、介護保険制度が、加齢にともなう変化による疾病によって要介護・要支援状態となった者を対象としており、若年者である第 2 号被保険者が要介護・要支援状態となる原因は、骨折などであっても回復可能な疾患が多く、介護保険制度の趣旨から外れるためです。介護保険にも利用者負担は存在し、介護保険に基づく介護サービスを受ける者は、原則としてその費用の 1 割を負担することとされています。財源は、利用者負担を除いて、公費が 50％、保険料が 50％となっています。以上の介護保険制度をまとめると、図 2.1 のようになります。

---

[9] 介護保険法施行令第 2 条 1〜16 号は、末期がんや関節リウマチなどの 16 疾病を介護保険法の定める特定疾病として規定しています。

介護保険制度の仕組み

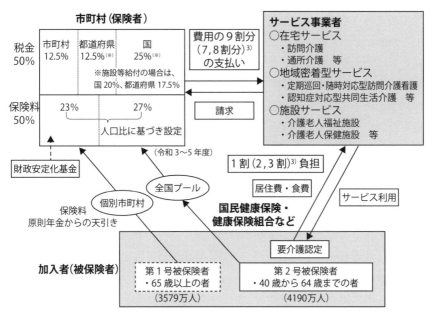

資料　厚生労働省

注　1）第1号被保険者の数は、令和2年度「介護保険事業状況報告」によるものであり、2年度末の数である。

　　2）第2号被保険者の数は、社会保険診療報酬支払基金が介護給付費納付金額を確定するための医療保険者
からの報告によるものであり、令和2年度内の月平均値である。

　　3）平成27年8月以降、一定以上所得者については費用の8割分の支払いおよび2割負担。30年8月以降、
特に所得の高い層は費用の7割分の支払いおよび3割負担。

図 2.1　介護保険制度の概要

（一般財団法人　厚生労働統計協会．"第5編　保健医療を取り巻く社会保障"．
国民衛生の動向 2023/2024．2023, pp.231-255）

　介護保険法は、介護保険の対象となる被保険者として要介護者と要支援者
の2種類を定めています。要介護者は、要介護状態にある者をいい、要介護
状態とは、「身体上又は精神上の障害があるために、入浴、排せつ、食事等の
日常生活における基本的な動作の全部又は一部について、厚生労働省令で定
める期間にわたり継続して、常時介護を要すると見込まれる状態であって、
その介護の必要の程度に応じて厚生労働省令で定める区分のいずれかに該当

するもの」をいいます。要支援者は、要支援状態にある者をいい、要支援状態
とは、「身体上若しくは精神上の障害があるために入浴、排せつ、食事等の日
常生活における基本的な動作の全部若しくは一部について厚生労働省令で定
める期間にわたり継続して常時介護を要する状態の軽減若しくは悪化の防止
にとくに資する支援を要すると見込まれ、又は身体上若しくは精神上の障害
があるために厚生労働省令で定める期間にわたり継続して日常生活を営むの
に支障があると見込まれる状態であって、支援の必要の程度に応じて厚生労
働省令で定める区分のいずれかに該当するもの」をいいます。要介護認定等に
係る介護認定審査会による審査および判定の基準等に関する省令は、要介護
認定等基準時間をもとに、要介護状態を 5 段階に、要支援状態を 2 段階に分
けています。

　要介護状態は、入浴・排泄・食事といった日常生活を営むうえで必要な基
本的な動作に対する介護が常時必要な状態であり、要支援状態は、要介護状
態とまでは認められないものの、家事や日常生活に支援が必要な状態である
といえます。埼玉県朝霞市の公開している要支援・要介護の目安を参考にし
て、要介護状態と要支援状態の分類の大まかなイメージをつかんでください
（図 2.2）。要介護認定がなされると介護保険から介護給付が支給され、要支
援認定がなされると予防給付が支給されます。

　急速に進む高齢化にともなって、要介護・要支援認定者数は増加の一途に
あります。介護保険発足当時の 2000（平成 12）年の年度末における要介護・
要支援の認定者数は 256 万 2 千人でしたが、2020（令和 2）年度末には 681
万 8 千人とおよそ 2.7 倍に増加しました（図 2.3）。

　利用者の急激な増加にともない、介護保険財政も厳しい状況にあります。
介護保険給付の総費用は年々増加しており、介護保険発足時の 2000 年度に
約 3.6 兆円であったものが、2020 年度には約 11.1 兆円とおよそ 3 倍になりま
した（図 2.4）。

　介護保険における第 1 号被保険者の保険料は 3 年ごとに見直されます。介
護保険給付の総費用の増加にともない、第 1 期の平成 12 年〜14 年度では全
国平均で月額 2,911 円であったものが、第 8 期の令和 3 年〜5 年度には 6,014
円と、第 1 期と比較して倍増しています。今後も介護保険給付は増加するこ

とが見込まれており、保険料はさらに増加するものと考えられ、収入のない高齢者は経済的に厳しい状況にあります。

程度	区分	心身の状態の例
軽度	要支援1	排泄や食事はほとんど自分ひとりでできるが、要介護状態とならないように身の回りの世話の一部に何らかの介助（見守りや手助け)を必要とし、適切にサービスを利用すれば改善の見込みの高い方。
	要支援2	排泄や食事はほとんど自分ひとりでできるが、身の回りの世話に何らかの介助（見守りや手助け）を必要とし、適切にサービスを利用すれば改善の見込みの高い方。
	要介護1	排泄や食事はほとんど自分ひとりでできるが、身の回りの世話に何らかの介助（見守りや手助け）を必要とする。
中度	要介護2	排泄や食事に何らかの介助（見守りや手助け）を必要とすることがあり、身の回りの世話の全般に何らかの介助を必要とする。歩行や移動の動作に何らかの支えを必要とする。
	要介護3	身の回りの世話や排泄が自分ひとりでできない。移動等の動作や立位保持が自分でできないことがある。いくつかの問題行動や理解の低下が見られることがある。
重度	要介護4	身の回りの世話や排泄がほとんどできない。移動等の動作や立位保持が自分ひとりではできない。多くの問題行動や全般的な理解の低下が見られることがある。
最重度	要介護5	排泄や食事がほとんどできない。身の回りの世話や移動等の動作や立位保持がほとんどできない。多くの問題行動や全般的な理解の低下が見られることがある。

図 2.2　要支援・要介護度の目安

（埼玉県朝霞市．"要支援・要介護度の目安"．埼玉県朝霞市公式ホームページ．https://www.city.asaka.lg.jp/soshiki/23/yousien-youkaigo.html，（参照 2023-10-02））．

　一方、介護保険における介護報酬は低額に抑えられています。直近の令和4年の介護報酬改定において、介護職員の処遇改善のため、約3％の報酬の引き上げが行われましたが、それでも、介護職は報酬に比して重労働であると

批判されることがあります。また、介護職の離職率が高いこともよく知られています。介護保険法の施行から20年を経過し、超高齢社会の到来が目前に迫っています。介護を受ける側、介護を行う側双方に問題が存在しており、制度のより適正な運用が模索されています。

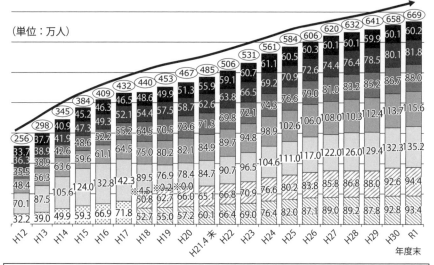

図 2.3　要介護度別認定者数の推移

H12年度末とR1年度末の比較（倍）	要支援		要介護					計
	1	2	1	2	3	4	5	
	3.2		2.5	2.4	2.3	1.8		2.6

【出典】介護保険事業状況報告
　　　（※）平成18年度末、平成19年度末、平成20年度末の※は、経過的要介護者の数
注）H22年度末の数値には、広野町、楢葉町、富岡町、川内村、双葉町、新町は含まれていない。

（一般財団法人 厚生労働統計協会. "第5編 保健医療を取り巻く社会保障". 国民衛生の動向 2023/2024. 2023, pp.231-255）

○給付費・事業費

（単位：兆円）

介護保険の保険給付費・地域支援事業費（※）は、年々増加

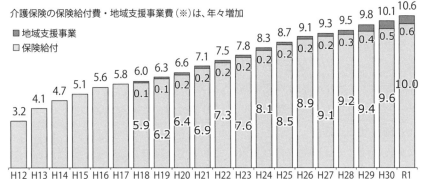

■ 地域支援事業
□ 保険給付

【出典】介護保険事業状況報告
※1　介護保険に係る事務コストや人件費などは含まない（地方交付税により措置されている）。
※2　保険給付および地域支援事業の利用者負担は含まない。

○65歳以上が支払う保険料〔全国平均（月額・加重平均）〕

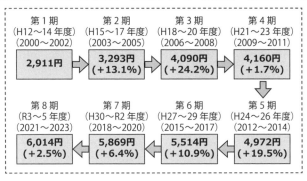

図 2.4　介護費用と保険料の推移

（厚生労働省."介護保険制度をめぐる最近の動向について". https://www.mhlw.go.jp/content/12300000/000917423.pdf,（参照 2023-10-02））.

（3）介護給付と予防給付

　被保険者の介護保険申請により、心身状態に応じて要介護認定がなされ、該当する場合、要支援1〜2、要介護1〜5のいずれかの介護度が決まります。

介護保険では、決定された介護度によって、受けることができるサービスの種類や量が変わります。介護保険サービスには、施設サービス、居宅サービス、地域密着型サービスの 3 つがあります。要介護者が、これらのサービスを受けた場合、**介護給付**が支給されます。一方、要支援者には、**予防給付**（介護予防サービス）が支給されます。予防給付におけるサービスの種類は介護給付における居宅サービスと同様です。予防給付には、地域密着型介護予防サービスも設定されています。以下、介護給付の内容を簡単に紹介します。

1）施設サービス

施設には、①介護老人福祉施設、②介護老人保健施設、③介護医療院、④介護療養型医療施設[10]の 4 つがあります。これらをまとめて**介護保険施設**と言います。介護保険による施設サービスを享受できるのは、要介護者のみです。市町村は、要介護者がこれらの施設に入所（入院）してサービスを受領した場合に、施設介護サービス費を支給します。入所者は原則、費用の 1 割を負担して、施設サービスを享受することができます。なお、利用者が選択した特別なサービスの費用は、利用者が全額を負担します。

① 介護老人福祉施設

介護老人福祉施設は、「要介護者に対し、施設サービス計画に基づいて、入浴、排せつ、食事等の介護その他の日常生活上の世話、機能訓練、健康管理及び療養上の世話を行うことを目的とする施設」と定義されています（介護保険法第 8 条 27 項を参考)[11]。

介護老人福祉施設は「終の棲家」としての生活施設の側面をもち、福祉的機能の強い施設です。原則、要介護 3 以上の要介護者が入所することができます。介護保険の導入当初、介護度に関わらず、要介護者は介護老人福祉施設に入所できましたが、2015（平成 27）年に変更されました。もっとも、認知症や知的障害、精神障害などで日常生活に支障をきたしていたり、家族などからの虐待によって心身の安全や安心の確保が困難であったり、一人暮ら

---

[10] 介護療養型医療施設は、療養病床の廃止と介護医療院の新設にともなって、2012（平成 24）年 3 月末で廃止となり、介護医療院等に転換することになっていましたが、転換がなかなか進まず、廃止は 2024（令和 6）年 3 月末まで延期されています。

[11] 介護老人福祉施設は、老人福祉法における特別養護老人ホーム（老人福祉法第 20 条の 5）にあたります。

しもしくは同居家族が高齢または病弱のために家族介護が困難であるなどの場合には、要介護 1〜2 であっても入所が認められます。介護老人福祉施設では、入所者に対して健康管理や療養上の指導を行うために、必要な数の医師、介護・看護職員を配置することが義務づけられています。

介護老人福祉施設は安価で手厚いサービスを提供しているため、入所希望者が多く、入所申請から実際の入所までにはかなりの時間を要します。厚生労働省の発表[12]によれば、2022 年 4 月 1 日時点における介護老人福祉施設への入所待機者数は約 35.9 万人であり、そのうち、自宅待機の高齢者は約 10.6 万人です。3 年前の 2019 年の調査と比較すると、総数は約 6 万人増加しています。介護老人福祉施設の数は増加傾向にあります[13]が、入所を希望する要介護者数の増加に追いついていません。

② 介護老人保健施設

介護老人保健施設は、「要介護者であって、主としてその心身の機能の維持回復を図り、居宅における生活を営むことができるようにするための支援が必要である者に対し、施設サービス計画に基づいて、看護、医学的管理の下における介護及び機能訓練その他必要な医療並びに日常生活上の世話を行うことを目的とする施設」です（同法第 8 条 28 項を参考）。

介護老人保健施設の目的は、居宅における生活を営むことができるようにすることにあり、対象者は病状が安定し、入院治療の必要はないものの、在宅復帰のためにリハビリテーションや介護等が必要な要介護者です。介護老人保健施設は、これらの者が在宅復帰を目指すための施設と言えます[14]。介護老人保健施設は、病院と自宅との中間に位置する施設という性格から、「中間的施設」とも言われます。医師、看護師および理学療法士や作業療法士な

---

12) 詳細は、厚生労働省老健局高齢者支援課.「特別養護老人ホームの入所申込者の状況」(2022 年 12 月 23 日発表資料). を参照。

13) 詳細は、厚生労働省社会保障審議会(介護給付費分科会).「介護老人福祉施設（参考資料)」(2023 年 8 月 7 日)を参考。2022 年 4 月における介護老人福祉施設の請求事業所数は 10,823 事業所でした。

14) 「介護老人保健施設の人員、施設及び設備並びに運営に関する基準」の基本方針において、介護老人保健施設は「その者の居宅における生活への復帰を目指すものでなければならない」と述べられています。

どのリハビリテーションの医療専門職の配置が義務づけられています。

③ 介護医療院

　介護医療院は、「要介護者であって、主として長期にわたり療養が必要である者に対し、施設サービス計画に基づいて、療養上の管理、看護、医学的管理の下における介護及び機能訓練その他必要な医療並びに日常生活上の世話を行うことを目的とする施設」と定義されます（同法第 8 条 29 項を参考）。

　2018（平成 30）年 4 月に新たな介護保険施設として介護医療院が創設されました。長期にわたり療養を必要とする者に対し、生活施設としての機能と介護・医療を提供する施設です。介護老人福祉施設や介護老人保健施設に比べると医療的な機能を強く有する施設であるといえます。医師、看護師の人員基準は介護老人福祉施設や介護老人保健施設よりも高くなっています。

2）居宅サービス

　市町村は、要介護者が指定された居宅サービス事業者から居宅サービスを受けた場合、居宅介護サービス費を支給します。利用者は、原則、費用の 1 割を自己負担して事業者からサービスを受領します。もっとも、居宅サービスには、要介護度に応じて保険給付の上限（区分支給限度基準額）が定められており、これを超える分は全額利用者負担になります。また、利用者が特別なサービスを選択した場合、その費用は全額が利用者負担です。居宅サービスには、居宅に訪問してサービスを受領する訪問介護・訪問入浴介護・訪問看護など、各種施設に通ってサービスを受領する通所リハビリテーション・短期入所療養介護など、また、その他のサービスがあります。

3）地域密着型サービス

　地域密着型サービスは、要介護者が可能な限り住み慣れた自宅または地域で生活を継続できるようにするため、身近な市町村で提供されているサービスです。市町村が指定権限をもち、地域の実情に応じたサービスの設定が可能なため、提供されるサービスは多岐にわたっています[15]。

---

[15] 地域密着型サービスには、定期巡回・随時対応型訪問介護、地域密着型通所介護のような訪問・通所型サービス、地域密着型介護老人福祉施設入所者生活介護、地域密着型特定施設入所者生活介護などの施設型サービス、認知症対応型通所介護のような認知症の要介護者を対象としたサービスなど、その内容は多岐にわたります。

（4）地域包括ケアシステム

地域包括ケアシステムは、高齢者が住み慣れた地域（日常生活圏域）で自分らしい暮らしを人生の最後まで続けることができるよう、住まい・医療・介護・予防・生活支援が一体的に提供される体制をいいます。地域の包括的な支援・サービス提供体制ともいえます。厚生労働省は、いわゆる団塊の世代が後期高齢者となり、本邦の社会保障費が急速に増加することが見込まれる 2025（令和 7）年をめどに、高齢者の尊厳の保持と自立生活支援を目的として、この地域包括ケアシステムの構築を推進しています（図 2.5）。

今後、認知症高齢者の増加も見込まれ、認知症高齢者の地域での生活を支えるためにも地域包括ケアシステムの構築が重要と考えられます。地域包括ケアシステムは、介護保険の保険者である市町村や都道府県が地域の自主性や主体性に基づき、地域の特性に応じて構築することが必要であり、おおむね 30 分以内に必要なサービスが提供される日常生活圏域がサービス提供単位として想定されています。

地域包括ケアの実現に向けた中核的な機関として、介護保険法の定める地域包括支援センターがあります（同法第 115 条の 46）。この地域包括支援センターは、住民の健康の保持と生活の安定のために必要な援助を行うことにより、地域の住民を包括的に支援することを目的としています。地域包括支援センターは市町村が設置し、令和 4 年 4 月末の時点で、5,404 か所存在します。地域包括支援センターの業務内容は地域支援事業であり、代表的な業務には、①介護予防ケアマネジメント、②制度横断的支援を実施する総合相談支援業務、③虐待の防止・早期発見を内容とする権利擁護業務、④包括的・継続的ケアマネジメント支援業務があります。

● 団塊の世代が75歳以上となる2025年をめどに、重度な要介護状態となっても住み慣れた地域で自分らしい暮らしを人生の最後まで続けることができるよう、住まい・医療・介護・予防・生活支援が一体的に提供される地域包括ケアシステムの構築を実現していきます。

● 今後、認知症高齢者の増加が見込まれることから、認知症高齢者の地域での生活を支えるためにも、地域包括ケアシステムの構築が重要です。

● 人口が横ばいで75歳以上人口が急増する大都市部、75歳以上人口の増加は緩やかだが人口は減少する町村部等、高齢化の進展状況には大きな地域差が生じています。

地域包括ケアシステムは、保険者である市町村や都道府県が、地域の自主性や主体性に基づき、地域の特性に応じて作り上げていくことが必要です。

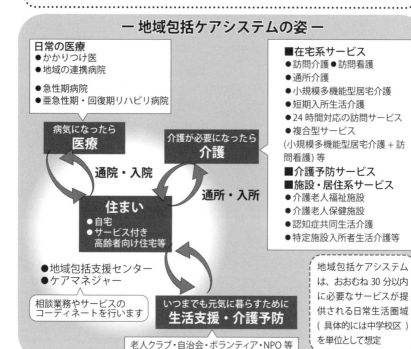

図 2.5　地域包括ケアシステム

（厚生労働省．"地域包括ケアシステム"．厚生労働省ホームページ．
https://www.mhlw.go.jp/stf/seisakunitsuite/bunya/hukushi_kaigo/kaigo_koureisha/
chiiki-houkatsu/ を参考（参照 2023-10-02）

第 3 講

医事法制

　医療は医師、看護師、薬剤師、診療放射線技師、臨床検査技師、視能訓練士および救急救命士などの専門職によって独占されており、本邦では、これらの医療職の資格・要件は法定されています。医療従事者が 1 人で取り扱うことのできる医療には限界があり、近年、**チーム医療**が強く推進され、医学教育のなかにも取り入れられています。医療従事者の資格法制やチーム医療の推進の目的の 1 つには、患者に対し安全な医療を提供することがあります。医療の安全という点に目を向けると、日本における最大の転換点は 1999（平成 11）年でしょう。この年、本邦で 2 つの大きな医療事故が発生し、また、アメリカ医学研究所から「To Err is Human: Building a Safer Health System」という題名のレポートが報告され、本邦において医療安全[1]が大きく注目されるようになりました[2]。もっとも、2014（平成 26）年には、大学病院等で腹腔鏡手術による死亡例が頻発する事件が発生して社会問題化し[3]、現在も患者や手術部位の左右の取り違えといった初歩的な過誤は発生しています[4]。医療事故は、その責任の所在に関わらず、ときに医療従事者と患者との間に

---

[1] 英語表記は Patient Safety であり、患者安全とも訳されます。2020 年の WHO（world health organization）の定義の和訳では、「リスクを一貫して持続的に低減し、回避可能な危害の発生を減らし、エラーの可能性を減らし、発生した場合の影響を減らすために、医療における文化、プロセス、手順、行動、技術、および環境を作り出す組織行動の枠組み」と定義されています。

[2] 算出方法には議論がありますが、このレポートはアメリカで毎年、44,000 人〜98,000 人の入院患者がメディカルエラー（日本語訳は医療過誤が近いですが同義ではありません）によって死亡していると報告しました。

[3] 産経新聞. 2014 年 11 月 15 日. 東京朝刊.

[4] NHK. 2023 年 10 月 20 日. https://www3.nhk.or.jp/news/html/20231020/k10014232351000.html,（参照 2023-10-25）.

容易には解決しがたい軋轢を生み、しばしば解決しがたい紛争に発展して、訴訟などの司法手続きに移行します。みなさんは、現在、医療過誤訴訟が年間どのくらい発生しているかご存知でしょうか。

　本講では、医事法制と題して、法学的アプローチで医療と社会を捉えます。具体的には、①各種の医療従事者法、②医師・患者関係、そして、③医療事故・医療安全を取り上げます。③では、本邦における医療安全向上のきっかけとなった 1999 年の 2 つの大きな医療事故と 2000 年代の産科医療に大きな影響を与えた福島県立大野病院事件を扱います。これらの事件を題材にして、患者やその家族のみならず、医療従事者にとっても不幸な医療事故および医事紛争を減少させるためには、どうしたらよいのかも考えてみましょう。

3.1 医療従事者法

　1874 年の医制発布以来、本邦の医療制度の根幹をなす制度の 1 つが、医療従事者に関する資格法制です。医療従事者の資格は免許制となっており、これは、医療関係業務を一定の教育・訓練を受けた者に独占させ、または、その者を資格保持者として公認することにより、知識や技能の不十分な者による医療を排除し、国民の健康・生命の安全を図ることを目的としています。この趣旨に基づく現行の免許制度は、医療関係業務の実施を一般的に禁止したうえで、資格保持者に対してのみ禁止を解除しています[5]。医療従事者の資格は多数存在し、各資格に固有の業務と名称が法定されています。当該資格保持者以外の業務遂行が禁止されている場合、当該資格は業務独占を有するといい、当該資格保持者以外の名称使用が禁止されている場合、当該資格は名称独占を有するといいます。各資格に関する法の定め方はやや複雑で、さまざまな解釈が存在しますが、資格法制がとられていることから、原則として名称独占とされています。ただし、業務独占の態様は各医療従事者により異なっています。

　医療従事者法制の全体構造を見てみましょう。医療従事者のもっとも代表

---

[5] 医療従事者の免許制は行政法学上の許可にあたると理解されています。

的な資格は医師でしょう。医師は現行法上、ほかの医療従事者がなしうる業務をすべてなしえます。ほかの医療従事者が具体的な患者に対する業務を実施するにあたっては、原則として医師の指示が必要であり、具体的な形で医師から権限を委譲されない限り業務を遂行できないものとされています。この規制構造は、医師一人・患者一人のもっとも基本的な医療関係をベースに種々の医療従事者が補助的に加わる形で資格制度が順次拡大したという沿革に基づく部分が大きく、現在の医療の実態に適合しているかは疑わしい面もあります。近時はチーム医療の必要性が指摘され、医師とほかの医療従事者との関係は、単純な上下関係ではなく職能分担を前提とする協働関係として理解される傾向が強いことから、将来的にはこのような観点を踏まえて医療従事者法の再構成が行われることが望ましいといえます。

3.2 医師・患者関係

　法学、社会学、生命倫理学などのいずれの分野の視点で見るかによって、医師・患者関係の捉え方は異なります。

　まずは、法学的アプローチから医師と患者の関係を考えます。前提知識として簡単に「契約」という概念を説明します。みなさんは日常的にスーパーやコンビニエンスストアで食料品や日用品の買い物をしていますね。例えば、お店でパンを100円で買った場合、「このパンを100円で売る」「そのパンを100円で買う」という点に、お店とみなさんの間に意思の一致があります。この意思の一致があると、お店側は、パンを引き渡す義務を、みなさんはお店に100円を支払う義務を負います。このように、当事者間における意思の一致のことを法律上、「契約」とよびます。いわゆる買い物は、契約の1つである「売買契約」に該当します。

　医師・患者関係も法的には「契約」として捉えられています。契約には前述の「売買」や「賃貸借」など、皆さんにとっておなじみの概念から、「寄託」や「委任」などの、少しなじみのうすい概念までさまざまなものがあります。裁判所は、医師・患者関係を、さまざまな契約のなかの「委任」契約の1つとして捉えています。この「委任」は、少し難しい言葉で言うと、「一方当事

者が他方当事者に対し、法律上の行為を委託する法律関係」[6]であり、一般の人が専門家に依頼する法律関係が含まれます。

　具体的には、弁護士と依頼人との関係をイメージするとよいでしょう。医師と患者との関係は、専門家と一般人との関係として、弁護士と依頼人との関係に似ていますが、医師が委託される行為は、「治療」であって、法律行為ではないことから、典型的な「委任」とは異なり、「準委任」とされます。法律実務上、医師・患者関係は準委任契約と捉えられ、委任に関する規定が準用されています[7]。

　このように運用されていますが、契約は本来、両当事者が対等に交渉できることが前提です。はたして、医師と患者は対等でしょうか。近年は患者の権利意識や情報収集能力が高まり、医師と対等に交渉できる人も見受けられます。しかし、医学知識だけをとってみても、患者と医師との間には量・質ともに圧倒的な差が存在しており、対等な交渉力を有するとは到底言えません。そのため、医師・患者関係を準委任契約とする裁判所の姿勢に対し、否定的な見解も存在します。

　次に、社会学的な視点から見た医師・患者関係をみてみます。近年の代表的な社会学者の見解を紹介すると、T.パーソンズは、医師・患者関係について**合意モデル**を提唱し、医師と患者との役割が相互補完的であると述べています。また、E.フリードソンは**相互干渉モデル**を提唱し、医師と患者はそれぞれが有する統制力を通じて交渉を行う関係にあると述べています。また、T.スザッスやM.ホランダー、C.チャールズは、医師・患者関係の類型化という観点から、それぞれの役割を述べています。生命倫理学の視点による医師・患者関係理論では、R.ヴィーチのモデル理論が有名です。これは、医師・患者関係を、技術者モデル、聖職者モデル、同僚モデル、契約モデルの4種に分類し、契約モデルを医師・患者関係のあるべき姿としています。

　このように、医師・患者関係という医療の根幹をなす当事者間の関係について、各学問領域内において議論があり、それぞれに特徴的な考え方がなさ

---

[6] 法律関係とは当事者間に権利義務の関係が生じる関係のことをいいます。
[7] 東京高判昭和61年8月28日判時1208号85頁。開設者と診療担当者が同一の医師である場合を除き、患者は病院と契約を締結することになります。

れています。

3.3 医療事故

　まず、この節で扱う基本的な用語について説明します。本講において、**医療事故**とは、医療行為により望ましくない結果を生じたものの総称[8]をいい、**医療過誤**とは、医療事故のなかで、病院等に過失が存在するものをいいます。過失という概念は後ほど説明します。簡単に言えば、医療事故につき病院等に責任があるものが医療過誤です。医療事故により患者と病院との間に軋轢が生じ、紛争化したものを**医事紛争**といいます。

　みなさんが病院を受診するのは、ほとんどが病気に罹ったときであり、病気を治してもらうことを期待して受診すると思います。ところが、医療はもともと不確実なものです。同じ薬を使用しても、抜群に効果が上がる人もいれば、副作用のみが出現し、まったく効果のない人もいます。不幸にして治療が奏効しない場合、過誤であると否とを問わず、病院に対して失望の念を抱く人もいます。医療に対する期待が大きく、生じた結果との差が大きいほど、失望は大きくなり、後の医事紛争の火種となります。

　患者が病院の診療に納得できない場合、多くは、まず、主治医をはじめとする医療従事者との対話が行われます。患者本人だけで、病院に対し、治療経過等の説明を求める場合もあれば、家族・親族や弁護士同席の下で説明を求める場合もあります。病院との対話のなかで、患者が病院や医師の説明に納得ができない場合や、期待しない結果となった場合、患者はそれを医療事故と受け止めることがあります。そして、病院等に過失があると考えたとき、弁護士に依頼するなどして、医療過誤訴訟に発展するなどします。

---

[8] 厚生労働省によれば、「医療事故とは、医療に関わる場所で医療の全過程において発生する人身事故一切を包含し、医療従事者が被害者である場合や廊下で転倒した場合なども含む。」と定義されています（厚生労働省. 医療安全対策会議報告書「医療安全推進総合対策〜医療事故を未然に防止するために〜」. 2002 年 4 月 17 日）。

医事関係訴訟事件統計

1. 医事関係訴訟事件の処理状況および平均審理時間（平成11年〜令和3年）

年	新受	既済	平均審理期間(月)
平成11年	678	569	34.5
平成12年	795	691	35.6
平成13年	824	722	32.6
平成14年	906	869	30.9
平成15年	1,003	1,035	27.7
平成16年	1,110	1,004	27.3
平成17年	999	1,062	26.9
平成18年	913	1,139	25.1
平成19年	944	1,027	23.6
平成20年	876	986	24.0
平成21年	732	952	25.2
平成22年	791	921	24.4
平成23年	771	801	25.1
平成24年	792	844	24.5
平成25年	802	804	23.3
平成26年	865	794	22.6
平成27年	832	787	22.8
平成28年	864	790	23.2
平成29年	828	780	24.4
平成30年	773	806	23.5
平成31年 令和元年	812	853	25.2
令和2年	745	666	26.1
令和3年	758	850	26.7

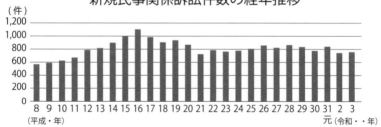

図 3.1　民事医療訴訟の推移

（上段：裁判所．医事関係訴訟に関する統計．裁判所ホームページ．
https://www.courts.go.jp/saikosai/vc-files/saikosai/2022/220701-iji-toukei1-heik
inshinrikikan.pdf,（参照 2023-10-25）
下段：裁判所資料を基に著者が作成）

　また、ときには警察に対して届出がなされ、その結果として医療に捜査の
メスが入ることもあります。患者が病院等に対して、金銭の支払いを求める
訴訟は民事事件に属し、警察が病院等に対して、捜査を行い、検察によって
起訴に至ったものは刑事事件に属します。それでは、現在、年間どのくらい
の医療過誤訴訟が新規に提訴されているのでしょうか。民事事件については
最高裁判所が、刑事事件についてはその概略を警察庁が統計結果を発表して
います（図 3.1、図 3.2）。

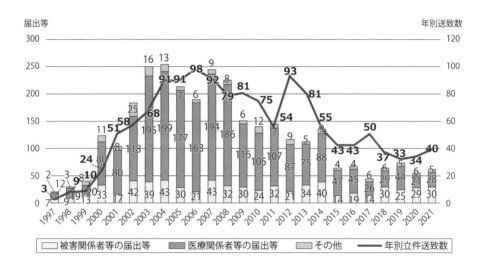

図 3.2　刑事医療過誤事件の推移

（エムスリー．"医療事故等の警察への届出、2021 年は 63 件"．エムスリーホー
ムページ．https://www.m3.com/news/iryoishin/1018669,(参照 2023-10-25)).

〔民事医療過誤訴訟〕

　直近の司法統計によると、2021（令和 3）年の民事医療訴訟の新規提訴数
は 758 件／年（速報値）でした。1999 年に 2 つの大きな医療事故があり、こ
のときを境に急激に医療過誤訴訟の新規提訴数が増加しました。医療過誤訴
訟のピークであった 2004 年には、実に 1996 年の 575 件／年のおよそ 2 倍に
あたる 1110 件／年の新規提訴がありました。なお、この年には、後の産科医

療崩壊を引き起こした福島県立大野病院事件が発生しています。その後、医療崩壊や医療現場の過酷な労働が広く知られるようになったこともあって、医療訴訟数はいったん減少に転じました。近年は年間 800 件前後を推移しています。医療安全活動は盛んになっていますが、今後、医療はますます高度専門化し、また、患者の権利意識が低下することは考えにくいため、医療過誤訴訟、また、その起点となる医事紛争の数が急に減少することはないように思われます。

〔刑事医療過誤事件〕

　次に刑事医療過誤事件の推移を見てみます。医療過誤が刑事事件となるためには、検察という組織による起訴という手続きが必要です。警察庁は、立件送致数の年次推移を発表していますが、これは警察から検察に送られた事件の数であって、必ずしも起訴に至った件数を意味しません。しかし、検察に送致された事件の一部が起訴に至っていると考えると、刑事事件数の目安になります。立件送致数も、1999 年を境に急激に増加しており、2010 年前後を境に急激に減少に転じています。1999 年は、前述のとおり、2 つの大きな医療事故が発生した年であり、2000 年に厚生労働省がリスクマネジメントマニュアルを作成して医療事故を警察に届け出ることを推奨したこともあって、病院から警察への医療事故の届出数および立件送致数がともに激増しました。一方、2010 年は、福島県立大野病院事件で逮捕された産科医に対し、無罪判決が出された年です。この判決のなかで、裁判所は、刑事事件となりうる医療過誤の性格や医療事故の警察への届出の根拠となっている医師法 21 条の異常死体の届出の規定につき、一定の判断を下しました。医療への捜査権の介入に対する批判もあり、病院から警察への医療事故の届出数および立件送致数は急速に減少しました。もっとも、患者等の被害関係者等からの警察への届出数が、さほど減少していないことは注目すべき点かもしれません。医療は医療従事者と患者とが濃密な時間をともに過ごすことから、一度その信頼関係が破たんした場合、感情的な軋轢は非常に強いものとなることがあり、それを示唆しているように思われます。2015 年 10 月には、2005 年に始まった診療行為に関連した死亡の調査分析事業を引き継ぐ形で、再発予防を目的とした医療事故調査制度の運用が開始されました。2015 年および 2016 年に

は、一時的ですが、患者等からの届出数および年別立件送致数も減少しており、国民および警察・検察は医療事故調査制度の行く末を見ているのかもしれません。

3.4 医療過誤訴訟の具体例

3.1節で、医療過誤訴訟の現実を概観しました。そこで大きな2つの転換点があったことに触れました。1つは、民事および刑事医療過誤訴訟が激増するきっかけとなった1999年の2つの医療過誤事件です。もう1つは、民事医療過誤訴訟のピークである2004年に発生し、後の産科医療崩壊につながった福島県立大野病院事件です。本節では、きわめて有名なこの3つの事件について取り上げ、医療の安全と紛争解決のあり方について、皆さんと考えてみたいと思います。

≪過失≫

医療過誤訴訟の具体例の紹介に入る前に、医療過誤訴訟で争われることの多い「過失」という概念について簡単に説明します[9]。冒頭で、医療事故で病院に責任がある場合が医療過誤であると述べました。この病院に責任があることを法的には、**過失**があるといいます。定義から言うと過失とは、「予見可能性を前提とした結果回避義務違反（まとめて、注意義務違反という）」のことです。噛み砕くと、「悪い結果を予見することができるのであれば、それを予見してください、予見したのであれば、悪い結果を回避する行動をとってくださいという義務に違反したこと」です。医療は、確実に良い結果をもたらすものではありませんので、病院の義務は、悪い結果の発生を回避することではなく、悪い結果の発生を回避する"努力をする"ことになります。この過失概念における予見可能性は、何か悪い結果が起こるかもしれないという漠然とした不安感や抽象的なものでは足りず、具体的な悪い結果を予見できるものでなければなりません。そうでなければ、法は医療につねに不可能を強いることになりかねないからです。

---

[9] 過失は法学的には不法行為上の概念ですが、債務不履行の法律構成の診療契約においても同様に問題となります。

　この「予見可能性を前提とした結果回避義務違反」たる過失は、定型的な医療行為の場合、診療当時の臨床医学の水準である「医療水準」を満たすかどうかで判断されます[10]。この後紹介する福島県立大野病院事件では、医療行為の過失の有無が裁判で正面から争われました。この点にも、注目して各事例を見てみましょう。

　まず、1999（平成 11）年に発生した 2 つの大きな医療事故を紹介します。

（1）横浜市立大学患者取り違え事件

（横浜地判平成 13 年 9 月 20 日判タ 1087 号 296 頁、東京高判平成 15 年 3 月 25 日東京高等裁判所判決時報 54 巻 15 号、最高決平成 19 年 3 月 26 日判時 1433 号 132 頁：刑事事件）

　横浜市立大学付属病院の第一外科病棟に、1999 年 1 月 11 日に、心臓弁膜症の手術を受ける予定の 74 歳（男性、身長 166.5cm、体重約 55kg）の A さんと、肺がんの手術を受ける予定の 84 歳（男性、身長 166.5cm、体重約 48kg）の B さんが入院していました。

　1 月 11 日（月曜日）午前 8 時 30 分、夜勤勤務であった病棟看護師の X さんは、先輩看護師に、A さん、B さんともう 1 人の C さんの手術室への搬送の分担をお願いしましたが、ほかの業務が忙しいことを理由に断られたため、A さんと B さんを一緒に搬送して、一度病棟に戻った後、C さんを搬送する計画を立てました。

　X さんが、A さんと B さんを手術室の交換ホールに搬送したとき、ちょうど手術室の看護師ミーティングを終えた手術室の看護師 Y さんが通りかかり、X さんと一緒に居る A さんと B さんを発見しました。Y さんは、A さんと B さんが、自身が術前訪問した患者であったことから、自ら受け入れようと考えて、手術室の交換ホールに戻りました。

　Y さんは、X さんのところに着いたとき、術前訪問が先週の金曜日であったため顔を忘れてしまい、A さんと B さんの区別がつきませんでした。しか

---

[10] 未熟児網膜症をめぐる一連の裁判において、最高裁判所は、「注意義務の基準となるべきものは、診療当時のいわゆる臨床医学の実践における医療水準である」と判示しました（最判昭和 57 年 3 月 30 日判時 1039 号 66 頁）。

し、ちょうどそのとき、近くに来ていた、B さんの担当看護師で、Y さんの後輩にあたる Z1、Z2 の看護師の手前、自らが術前訪問した患者の特定、確認ができないことを恥ずかしく思ってしまい、先に引き渡される患者の名前を確認するつもりで一方の人を「A さん…。」と質問なのか、確認なのか判然としない調子で、X さんに声をかけました。

　X さんは、これを「A さん」と聞き取り、Y さんが先に受け取る患者が A さんであることを理解していて、次に引き渡す患者の名前を聞いたものと思い、次に引き渡す患者の名前を伝えるつもりで、「B さん。」と答えてしまいました。Y さんはやや不安があったものの、先に引き渡される A さんを B さんとして受け取り、Z1、Z2 の両看護師に、「A さんを B さんとして」引き渡してしまいました。

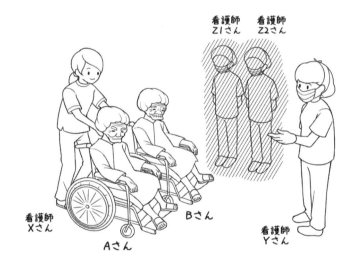

　本来は、患者の引き渡しの後、カルテの引き渡しを行うのですが、Y さんは、X さんに対し、「じゃあ続けて。」と次の患者の引き渡しを求めてしまいました。X さんは、カルテを渡そうと考えていたのですが、Y さんからこのように言われたため、手術室内部のことは手術室の看護師がよく知っているから、その指示に従うことがよいと考え、カルテをもらう前に B さんを引き渡すことにしました。これにより、Y さんは、「B さんを A さんとして」受け

取り、担当の Z3 看護師たちに引き渡しました。その後、Y さんは X さんからカルテを受け取り、それぞれの担当看護師に引き渡しました。

　こうして手術室交換ホールで患者の取り違えが起こりました。その後、A さん B さんはそれぞれ手術室に運ばれますが、手術室の看護師はそれぞれ A さん、B さんに面識がなく、A さんに B さんの名前で呼びかけ、B さんに A さんの名前で呼びかけましたが、A さん、B さんは名前が間違えられていることに気がつかず、これらの呼びかけに対し、返事をしたり、頷いたりしました。その結果、A さんは「B さんとして」B の手術室に搬送され、B さんは「A さんとして」A の手術室に搬送されました。

　手術前に、若手の麻酔科医が執刀医に疑問を投げかけましたが、上級の執刀医等から否定され、結局手術が終了するまで患者の取り違えには気がつかれませんでした。

　本講では、特に看護師のコミュニケーションに焦点を当てて、事案を紹介しました。みなさんは、どのように感じたでしょうか。そして、この事故はどうしたら防げたでしょうか。また、この患者の取り違えにつき、看護師等の個人の責任として処理することは妥当でしょうか。

　次に、都立広尾病院消毒薬誤注射事件について紹介します。

（2）都立広尾病院消毒薬誤注射事件

（東京地判平成 16 年 1 月 30 日判タ 1194 号 243 頁、東京高決平成 16 年 9 月 30 日判時 1880 号 72 頁：民事事件、東京地判平成 13 年 8 月 30 日判時 1771 号 156 頁、東京高判平成 15 年 5 月 19 日判タ 1153 号 99 頁、最高判平成 16 年 4 月 13 日刑集 58 巻 4 号 247 頁：刑事事件）

　この事件は、1999 年 2 月 11 日に発生し、被害者である V さんは、58 歳の女性です。V さんは、昭和 50 年に関節リウマチを発症し、さまざまな病院で治療を受けていましたが、左中指の関節の腫れと痛みが強く、1999 年 2 月 8 日、都立広尾病院整形外科を受診し、入院して、左中指滑膜切除術という手術を受けることになりました。余談ですが、関節リウマチは、現在、治療の

中心であるメトトレキサートや、生物学的製剤というグループに属する強力な免疫抑制薬の登場により、治癒とまではいきませんが、寛解という症状がない状態まで治療できるようになっており、治療が急速に進歩した分野の 1 つです。

　2 月 10 日、Y 医師の執刀により左中指滑膜切除術が行われ、術後の経過も問題はなかったため、通常であれば 10 日程度の入院で退院できる予定でした。

　手術翌日の 11 日朝、手術創が化膿することを防ぐため、A さんに抗生物質（ビクシリンという商品名の薬剤）が投与されました。入院して点滴を受けたことがある方はおわかりでしょうが、点滴のたびに針を刺されたのではたまったものではないため、通常は留置針を用いて、血管に針の外筒を挿入したまま、ヘパリンナトリウム生理食塩水（ヘパ生と略します）を充填して、ロックしておき（ヘパロック）、夕方や翌日以降の点滴にも使うことが多いのです。A さんも同様、ヘパ生によるヘパロックを受けました。

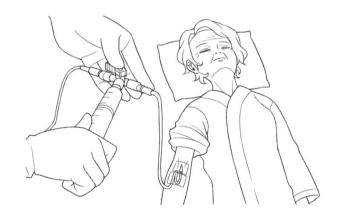

　このヘパロックの際、看護師が誤って消毒薬を注入してしまい、V さんは亡くなりました。その経過を見てみましょう。

　11 日の朝 8 時 30 分頃、抗生剤のビクシリンの点滴を用意していた看護師の A さんは、ビクシリンの点滴後、ヘパロックをするつもりで、ヘパ生入りの 10ml 注射器を 1 本用意しました。この注射器には「ヘパ生」と黒マジックで書かれていました。

　また、A さんは、別の患者 Z さんの消毒に使うヒビテングルコネート（以下、ヒビグルと略）入り 10m*l* 注射器を 1 本作成し、メモ紙に「Z 様洗浄用ヒビグル」と手書きして、注射器にセロハンテープで貼りつけました。ヘパ生もヒビグルも透明な液体です。

　ところが、このとき A さんは本人も気がつかないうちに、誤って「Z 様洗浄用ヒビグル」のメモを、隣に置いてあった V さんのヘパ生用注射器に貼りつけてしまいました。このメモにより、「ヘパ生」と書かれた黒マジックの文字は覆われて見えなくなってしまいました。そのため、この時点で A さんの目の前には何も書かれていない透明な液体の入った 10m*l* のシリンジと、ヘパ生と黒マジックで書かれていたが、その上にヒビグルと書かれたメモ紙が貼られた透明な液体の入った 10m*l* のシリンジが置かれていることになります。

　A さんは、V さんのもとにビクシリンの点滴とヘパロック用に"メモを貼りつけていない"10m*l* シリンジを持参しますが、このシリンジにはヒビグルが入っていました。

　A さんは点滴の準備をし、注射器やアルコール綿を床頭台（入院ベッドの脇にあるチェストのようなもの）に置き、8 時 35 分頃から V さんにビクシリンの点滴を開始しました。

　V さんは、ビクシリンの点滴が終わったことを看護師に知らせるため、ナースコールを押したところ、たまたまそのナースコールを受け取った看護師の B さんが V さんのもとへ向かいました。

　B さんは 9 時 3 分頃、床頭台に準備されていた 10m*l* の注射器を、いつものとおりヘパ生と考え、とくにシリンジ表面の記載を確認することなく、留置針の外筒部分に充填するため、注射を開始しました。後の裁判ではこのとき、1m*l* が V さんの体内に入り、9m*l* は外筒とそれに接続されたカテーテルキット内に残留したと認められています。

　9 時 5 分頃、看護師の A さんが V さんのところに行き、変わったことはないかと声をかけたところ、V さんは「何だか気持ちが悪くなってきた。胸が熱い気がする。」といって苦痛を訴えました。少し経過を見ていたところ、9 時 15 分頃、V さんは顔面蒼白となり、「胸が苦しい。息が苦しい。両手がしびれる。」と訴えたことから、当直医が呼ばれ、維持輸液（ソルデム 3A とい

う名前です）の点滴が行われました。結果的には、ソルデム 3A の点滴により、カテーテル内に残留していたヒビグルがすべて血管内に注入されることになってしまいました。

　この頃、A さんは自らの誤りに気がつき、当直医に対し「ヘパ生とヒビグルを間違えたかもしれない。」と告げます。

　9 時 30 分頃、V さんは突然心肺停止になりました。救命処置がなされましたが、10 時 44 分 V さんの死亡確認がなされました。

　その後、V さんは病理解剖に付され、右腕の表面の静脈がその走行に沿って、赤褐色の皮膚斑としてくっきりと見え、それが前腕全体に及んでいる所見が見られました。最終的な解剖所見は、右手前腕静脈血栓症および急性肺塞栓症（血の塊が肺の血管に詰まるもので、しばしば突然死の原因となります）、溶血状態（血液が固まりにくい状態であり、薬物によって引き起こされることがあります）であり、解剖医の意見で死因は、両肺急性肺塞栓症による呼吸不全および心不全でした。

　いかがでしょうか[11]。消毒薬を誤投与されたという結果だけを見ると、きわめて悪質な医療ミスのように感じますが、実態はそれと異なることが理解できると思います。横浜市立大学の患者取り違え事件と同様、今後、このような事故を防ぐためにはどうしたらよいでしょうか。また、本件のような薬剤の取り違えを看護師個人の責任として処理することは妥当でしょうか。

（3）福島県立大野病院事件

（福島地判平成 20 年 8 月 20 日判時 2295 号 3 頁：刑事事件）

　次に、2004 年に発生し、2006 年に産婦人科医が逮捕され、2008 年に無罪判決が出された福島県立大野病院事件を紹介します。産科医の逮捕後、産科を閉鎖する病院が相次ぎ、この事件は厳しい環境にあった当時の産科医療を

---

[11] 都立広尾病院消毒薬誤注射事件の刑事事件では医師法 21 条の解釈が最高裁判所まで争われました。本書では取り扱いませんが、詳細は、最高判平成 16 年 4 月 13 日刑集 58 巻 4 号 247 頁を参考にしてください。

崩壊させ、「お産難民」を生み出すきっかけとなりました[12]。はたして産科医に判断の誤りがあったのか、そしてそれは刑事事件として立件されるような性格のものであったのかを考えてもらいたいと思います。

━━━━━━━━━━━━━━━━━━━━━━━━━━━━━━━━━━━

　この事件で逮捕・起訴された福島県立大野病院に勤務していた産婦人科のA医師は、医師免許取得後9年の医師でした。このぐらいのキャリアの医師はちょうど中堅どころであり、自分の専門領域についてはひととおりの処置ができるレベルに達しています。

　本件で亡くなった妊婦Vさんは、当時29歳の女性です。2001年7月に第1子を他院で帝王切開による出産、2004年5月6日に本件病院で診察を受け、第2子の妊娠が判明し、妊娠5週と診断されました。

　その後の経過観察で複数回の超音波検査が行われ、10月22日に胎盤が子宮口（子宮から膣に至る部分）を塞いでしまう全前置胎盤であると診断されました。全前置胎盤の場合、経膣分娩は不可能であるため、帝王切開術によらなければなりません。前置胎盤例は比較的稀な症例ではありますが、A医師は2004年8月頃、別の妊婦に対して帝王切開術を行い、無事に出産を終えていました。

　Vさんは11月22日（妊娠32週2日）、前置胎盤管理のため、同病院に入院しました。そして12月3日、尿検査で潜血が陽性であったため、A医師は、前置胎盤が癒着胎盤（穿通胎盤）まで進行しているかもしれないと考え、出血に対し注意が必要であると考えました。そして6日に帝王切開における出血に備えてMAP（輸血パック）5単位を準備し、出血が止まらない場合には、子宮全摘術を行う可能性があることをVさんに説明しました。14日には夫も交えて病状説明を行いましたが、このときVさんは3人目の子どもが欲しいと述べ、夫もそれに同意しました。

　12月17日（妊娠36週6日）、午後2時26分に帝王切開術による手術が始まり、37分には3000gの女児を正常に娩出することができました。その後、

───────────────

[12] 福島県立大野病院事件後2～3年の間に産科を閉鎖した病院は、当時産科を開設していた全病院の15%を超えたといわれています。

子宮壁と胎盤の剥離作業に入りましたが、用手的な剥離は困難でした。そこで、剥離の途中からクーパー（手術用の鋏）で切開を入れ、胎盤を剥離することができました。剥離は 10 分程度で終了、2 時 40 分頃の羊水を含めた総出血量は 2000ml でした。ところが、子宮と胎盤の剥離面から急激に出血量が増加し、3 時 5 分から 10 分頃には、7675ml に達しました。A 医師は出血を止めるため、補液、子宮収縮薬の投与、ガーゼ圧迫などのさまざまな処置を行いましたが、止血には至りませんでした。A 医師は、合計 MAP 20 単位を発注し、輸血が到着次第、子宮全摘術に移行することを決めました。それまでの間、A 医師は止血操作に加えて、補液や昇圧剤の投与などさまざまな処置を行いましたが出血は止まらず、午後 3 時 55 分には 9605ml、午後 4 時 5 分には 11075ml、12 分には 12085ml に達し、V さんはショック状態に推移しました。午後 4 時 20 分、MAP 20 単位が到着、35 分に子宮全摘術に移行し、午後 5 時 30 分に子宮全摘を完了しました。これらの懸命な治療により、一時、V さんの血圧は上昇しましたが、午後 6 時 5 分、心室頻拍（VT）という不整脈を発症し、その後、状態が悪化、午後 7 時 1 分に死亡しました。最終的な出血量は 20455ml に達しました。

A 医師は、大量出血が持続し、心負荷がかかったことが原因ではないかと考え、死因を出血性ショックによる心室細動として、遺族に説明をしました。

その後、県立大野病院医療事故調査委員会で本件手術について評価・検討が行われ、その報告書（2005 年 3 月 22 日）で「クーパーを使用する前に剥離を止め子宮摘出に直ちに進むべきであった…」といった内容の報告がなされました。当時、医療訴訟のピークを迎え、病院に対して厳しい世論があるなか、この報告書をきっかけに、マス・メディアによる過剰なバッシングが起こり、2006 年 2 月 18 日に A 医師は逮捕されてしまいました。裁判における検察の主張は、「用手剥離時に癒着胎盤と認識した以上、剥離を中止して子宮全摘手術に移行すべきであった」という、医療事故調査委員会の報告書に沿ったもので、後づけの理論そのものの驚くべきものでした。その後、裁判で無罪が確定しましたが、先述のとおり、日本の産科医療は崩壊することになりました。医療側からは、「司法による医療崩壊」として、司法に対する嫌悪感・不信感が高まり、それは現在でも根強く残っています。

3.5 紛争解決制度と周辺制度

　最後に、医事紛争の解決制度について概観します。さまざまな紛争解決制度がありますが、大きくは、司法の手を借りるかどうかで分かれます。

（1）司法による紛争解決制度
　代表的なものとして、次の2つがあります。
　　①裁判、②民事調停
　司法の手を借りるメリットとして、裁判・調停は金銭賠償の合理的システムとして整っていること、弁護士同士で法の専門家が関与することで合理的な金銭的解決を図ることができることなどがあげられます。一方、デメリットとしては、病院と患者とが対立構造におかれること、紛争解決まで長い時間のかかること（10年を超えるものもしばしばみられます）、法的な議論が多くなり、相対的真実主義の下で当事者の思いが置き去りにされることなどがあります。福島県立大野病院事件のVさんの父親は、判決を受け、公判は医療を巡る専門的な議論が中心で、遺族が置き去りにされたような思いがあると述べており、医事紛争の解決における裁判の根本的な問題を指摘しているように思います。

（2）司法によらない紛争解決制度
　おもに2つあります。
　　①院内メディエーション、②医療ADR
　近年、司法手続きによらない医事紛争の解決が模索されています。そのなかでも、メディエーションという手法が一時期注目を集めました。これは、看護師などの病院関係者がメディエーター（仲裁人）として、当事者である医師および患者との間に割って入り、対話による歩み寄りを試みるものです。メディエーターは、民事調停とは異なり、一切の判断を下さないというところに特徴があります。しかし、病院側・患者側ともにメディエーターに対する理解が不十分であること、メディエーターにかなりの負担がかかるにも関わらず、日常業務の片手間で行われていることなどの問題が指摘されています。

　ADRは裁判外紛争解決とよばれ、院外の中立組織の関与の下で話し合いによる解決を模索するものです。弁護士などの司法関係者や医師会の医師などの医療関係者の関与の下で行われています。

（3）周辺制度
　周辺制度の代表的なものとして、①医療事故調査制度、②産科医療補償制度について紹介します。

1）医療事故調査制度（図 3.3）

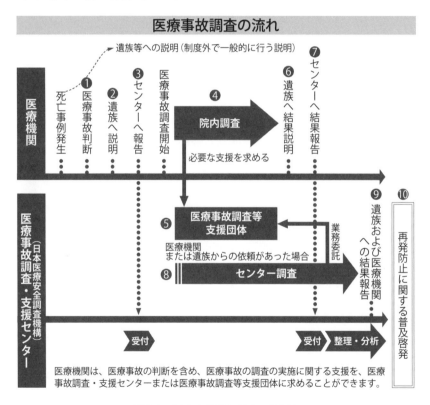

図 3.3　医療事故調査制度の仕組み

（一般社団法人 日本医療安全調査機構. "医療事故調査制度について". 日本医療安全調査機構ホームページ. https://www.medsafe.or.jp/modules/public/index.php?content_id=2, 2022-1-19,(参照 2023-10-25)).

　2005年に始まった診療行為に関連した死亡の調査・分析モデル事業を引き継ぐ形で、2015年10月から運用が開始されました。

　この制度は、簡単にまとめると、医療に起因した死亡・死産であって、管理者が予期していなかった事例を対象とします[13]。病院がこのような症例に遭遇した際、原則として、日本医療安全調査機構（医療事故調査・支援センター[14]）に報告するとともに、原因究明と再発防止による医療安全を目的として、院内事故調査を開始します。調査の結果は、日本医療安全調査機構に報告し、また、適切な方法により遺族に説明します。なお、病院や遺族は、日本医療安全調査機構にセンター調査を依頼することも可能です。日本医療安全調査機構は医療機関から提出された報告書を収集し分析して、医療事故の再発防止に向けた提言などの再発防止に関する普及啓発を行います[15]。2023年10月時点で、医療事故の再発防止に向けた提言は第18号まで発行されています。

　医療事故の再発防止を目的とした本邦初の制度であり、その成果に大きな期待が寄せられています。一方、刑事免責が保障されないなど制度の不備の指摘もあります。

2）産科医療補償制度（図3.4）

　分娩に関連して発症した重症脳性麻痺児に対する補償機能と脳性麻痺の原因分析・再発防止の機能をもち、最終的には産科医療の質の向上を目的としています。2009年1月1日から運用されており、2009年1月1日以降に出生し、一定の基準を満たした場合に金銭的な補償が行われます。この制度は、基準を満たした場合に、医療機関の過失の有無にかかわらず補償がなされる無過失補償制度です。もっとも、当事者が病院に過失があると考える場合は、当事者は民事裁判等で、補償額を超えて損害賠償請求をすることも可能です。

---

[13] 正確な記述は、医療法第6条の10第1項を参照。

[14] 医療法第6条の15第1項の規定に基づき厚生労働大臣が定める団体のことです。2015（平成27）年8月17日、日本医療安全調査機構が医療事故調査・支援センターとして指定を受けました。

[15] 本邦の公的な医療事故の収集制度には、ほかに、日本医療機能評価機構が運用する医療事故情報等収集事業が存在します。

●補償のしくみ

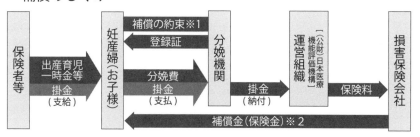

※1：運営組織が定めた標準補償約款を使用して補償の約束をします。
※2：運営組織にて補償対象と認定されますと、運営組織が加入分娩機関の代わりに
　　保険会社に保険金を請求し、保険金が補償金として支払われます。

◎この制度は分娩機関が加入する制度です。
◎加入分娩機関で出産された場合（22週以降の分娩）には、保険者から支給される出
　産育児一時金等に掛金相当額が加算されます。補償に向けた掛金は分娩機関が納
　付します。

●原因分析・再発防止の機能

原因分析	事例情報の蓄積	**再発防止**	広く一般に公表	**産科医療の質の向上**
医学的観点から原因分析を行い、報告書を作成し、お子様・保護者および分娩機関に送付します。		複数事例の分析から、再発防止策等を提言します。		

◎原因分析・再発防止は、保険者から支給される掛金等で運営されています。

図 3.4　産科医療補償制度の仕組み

（公益財団法人　日本医療機能評価機構．"産科医療補償制度について"．
日本医療機能評価機構ホームページ．http://www.sanka-hp.jcqhc.or.jp/
outline/system.html,（参照 2023-10-25））．

第 **4** 講

チーム医療

　近年、「**チーム医療**」という言葉をよく耳にします。本邦においても、2009（平成 21）年から 11 回にわたって「チーム医療の推進に関する検討会」[1]が開催され、チーム医療についての基本的な考え方が話し合われました。厚生労働省が打ち出した「安心と希望の医療確保ビジョン」[2]においても「チーム医療」の推進がうたわれ、チーム医療の充実に向けた医療専門職種間の協働のあり方が述べられています。この「協働」は、同じ目的に向かって、対等な立場で協力しながら活動を行うことを意味します。

　「病気を治療する医師がいれば、医療は成り立つのではないか」と思う人もいるかもしれません。確かに戦前の日本では、医師と患者の 1 対 1 の関係で行う診療が医療であり、入院患者の療養上の世話などは医療の対象ではなかったため、医師がいれば医療は成り立っていました。しかし、複雑化した現代医療においては、この考え方では医療は成り立ちません。

　「複数の医療専門職が協働して医療を行う」という考え方は、1948 年に施行された**医療法**に始まります。医療法は、病院と診療所の定義を示し、病院が医師の診療部門だけではなく、看護、検査、事務といった各領域の部門別に編成されることを定めました。病床数や検査室などの診療に必要な施設の

---

[1] 「チーム医療の推進に関する検討会」は、「チーム医療を推進するため、日本の実情に即した医師と看護師等との協働・連携の在り方等について検討を行う」ことを目的に発足した検討会で、2009 年 8 月から 11 回にわたって開催されました。

[2] 2008 年、国民の医療に対する安心を確保し、将来にわたり質の高い医療サービスを提供するため、「安心と希望の医療確保ビジョン」会議が設置されました。取りまとめの報告書において、①医療従事者等の数と役割、②地域で支える医療の推進、③医療従事者と患者・家族の協働の推進を「安心と希望の医療確保」のための 3 本柱とした医療制度の改革を進めるための長期的なビジョンが示されました。

基準を明示し、医療に、医師の行う診療のほか、入院患者の療養上の世話なども包含しました。これが、後のさまざまな医療専門職の誕生につながりました。多様な医療専門職が誕生し、医師だけではなく、複数の専門職が協働して医療を行うようになったのです。

　本講では、「チーム医療とは何か?」をテーマに、①チーム医療の定義、目的および期待される効果、②さまざまなチーム医療モデル、③チーム医療に求められることについて概観します。

4.1　チーム医療とは

（1）定義・目的

　厚生労働省の「チーム医療の推進に関する検討会」の報告書[3]は、**チーム医療**とは「医療に従事する多種多様な医療スタッフが、各々の高い専門性を前提に、目的と情報を共有し、業務を分担しつつも互いに連携・補完し合い、患者の状況に的確に対応した医療を提供すること」と定義しています。具体的には、「医師、看護師、薬剤師、管理栄養士、理学療法士、医療ソーシャルワーカーなどの各専門職が協働で、1人の患者の医療活動において、同じ目標に向かって取り組むこと」です。また、このように異なる専門性をもった職種が集まり、共有した目標に向けてともに働くことを**多職種協働**（多職種連携も同義）といいます[4]。質の高いチーム医療の実現には、多職種協働が必要不可欠です。

　チーム医療の主な目的は医療の質の向上にあります。この医療の質には、①客観的な質（医療行為の質＝提供する医療行為の適合性や医療技術の質）、

---

[3]　2010年3月に「チーム医療推進に関する検討会」の報告書がまとめられました。この報告書をふまえて、2010年4月30日付の厚生労働省医政局長通知「医療スタッフの協働・連携によるチーム医療の推進について」が発出され、医師以外の医療スタッフが実施することができる業務の内容が整理されました。

[4]　チーム医療と多職種連携はともに医療分野における協力・連携の方法をいいますが、チーム医療は特定の医療の提供におけるチームワークに焦点があり、多職種連携はさまざまな専門職間での協力と連携に焦点がある概念といえます。近年は、多職種連携の重要性が認識され、医療専門職の養成機関である大学などにおいて、専門職連携教育（Interprofessional education：IPE）が盛んに行われています。

②主観的な質（患者の医療に対する満足度や医療従事者自身の満足度）、③安全性の担保や安心感としての質の３つが含まれます[5]。また、「チーム医療の推進に関する検討会」の報告書は、チーム医療により期待される効果として、医療の質の向上以外に、「医療の効率性の向上による医療従事者の負担の軽減」、「医療の標準化・組織化を通じた医療安全の向上」をあげています。

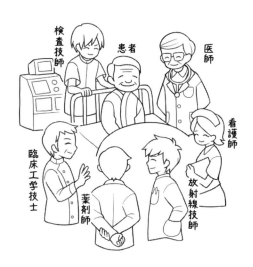

（2）チーム医療が必要になった背景

「チーム医療」が推進されてきた背景として、次の４つがあります。

①医療をとりまく社会環境の変化
②医療安全に対する意識の高まり
③医療のフィールドの拡大
④多様な医療専門職の誕生

① 医療をとりまく社会環境の変化

【高齢者の増加】

第１講で取り扱ったように、第２次世界大戦後の医療技術の飛躍的な進歩

---

5) 水本清久, 岡本牧人, 石井邦雄, 土本寛二編著. インタープロフェッショナル・ヘルスケア 実践チーム医療論 実際と教育プログラム. 医歯薬出版, 2011, 304p。

と衛生環境の改善により、日本人の平均寿命は上昇し、日本は世界でも有数の長寿国になりました。その結果、日本社会の高齢化が進み、2025 年には 65 歳以上の高齢者が人口に占める割合は 30%に達する見込みです。一般に高齢者は若年者に比べて病気や怪我をしやすいため、医療を受ける頻度が増えます。近年、がんに代表されるとおり、多くの疾患が慢性化したこともあって、2022 年の 65 歳以上の高齢者の通院率は人口 1,000 人あたり 696.4 と、年々増加しています[6]。また、2020 年の 65 歳以上の高齢者の退院患者の平均在院日数は 40.3 日であり、こちらも増加傾向にあります[7]。

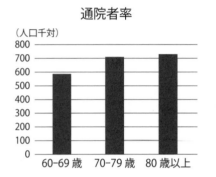
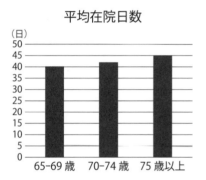

図 4.1　年齢別通院者率と平均在院日数

（左図：厚生労働省．"2022（令和 4）年 国民生活基礎調査の概況"．厚生労働省ホームページ．https://www.mhlw.go.jp/toukei/saikin/hw/k-tyosa/k-tyosa22/index.html. を参考に著者作図．
右図：厚生労働省．"令和 2 年(2020) 患者調査の概況"．厚生労働省ホームページ．https://www.mhlw.go.jp/toukei/saikin/hw/kanja/20/dl/heikin.pdf. を参考に著者作図）

高齢化の急速な進行により、心理的・社会的な問題も顕在化しました。例えば、脳梗塞の後遺症で寝たきりになってしまったものの、独り暮らしであるため、退院後に自宅に戻っても生活が成り立たないという問題や、重度の

---

[6] 厚生労働省．"2022（令和 4）年 国民生活基礎調査の概況"．厚生労働省ホームページ．https://www.mhlw.go.jp/toukei/saikin/hw/k-tyosa/k-tyosa22/index.html,(参照 2023-10-25).

[7] 厚生労働省．"令和 2 年(2020) 患者調査の概況"．厚生労働省ホームページ．https://www.mhlw.go.jp/toukei/saikin/hw/kanja/20/dl/heikin.pdf,(参照 2023-10-25).

認知症により、徘徊などの問題行動のリスクが高く、居宅での家族による介護が困難であるとった問題があげられます。

　このように、急速に進行する高齢化にともなって、専門的な医療を必要とし、心理的・社会的なアプローチを必要とする高齢者の数が大きく増加しました。このような問題の解決には、疾患の治療のみでは足りず、心理的・社会的なアプローチが必要です。上記の例では、医師、看護師、理学療法士、言語聴覚士、医療ソーシャルワーカー等の複数の職種がチームを組み、協力して患者にアプローチすることが必要です。

【疾病構造の変化】

　第2次世界大戦直後の日本では、結核などの感染症が蔓延していましたが、公衆衛生の向上により感染症のまん延は収まりました。その後、経済発展やライフスタイルの欧米化などにともない、1960年代からは、脳卒中やがん、心筋梗塞などの患者が増加しました。近年は、摂取カロリーの増大やモータリゼーションによる歩行量の減少などの影響により、糖尿病や肥満症などの生活習慣病の患者の増加が顕著です。これらの生活習慣病の治療では、医療機関における治療に加えて、患者本人が意識的に生活習慣を見直す必要があり、自分で自分の生活をコントロールする**自己管理（セルフケア）**が求められます。もっとも、この自己管理は容易ではなく、例えば、糖尿病の自己管理がうまくいかなかった場合、病状の悪化によって腎不全や失明などの合併症が発症する可能性があります。生活習慣病の患者が適切に自己管理を行うには、医療従事者の支援が不可欠であり、医師、看護師、薬剤師、管理栄養士などの各医療専門職がそれぞれの立場から患者を支援し、チームとして関わることが必要です[8]。

② 医療安全に対する意識の高まり

【医療技術の進歩】

　近年の医療技術の進歩はめざましく、新しい検査法や治療法が次々と臨床現場に取り入れられています。日本においても、iPS細胞（induced pluripotent stem cell：人工多能性幹細胞）を用いた治療の実用化やさまざまな分子標的

8) American Diabetes Association. Standards of medical care in diabetes--2011. Diabetes Care. 34 Suppl 1: S11-61, 2011.

薬の創薬などが話題になっています。こうした新しい技術が医療の現場に応用されることにより、医療は発展しますが、同時に患者に対する安全な医療の提供のための対策を講じることも求められます。

新しい検査法や治療法の導入は、医療従事者に高度で複雑な医療技術や新たな医学知識の修得を要求します。その結果、ただでさえ多忙な医療従事者の業務量は増大し、複数の業務を同時進行で処理しなければならなくなります。医療従事者はつねに忙しさを感じるようになり、それは、ときに重大な医療事故につながりえます。

今後、ますます高度化・複雑化する医療を、患者に対して安全に提供するためには、各医療従事者が確実な知識と技術を身につけることは当然ですが、各医療従事者が他の医療従事者と十分にコミュニケーションをとるなどして、医療チームとして、患者に安全な医療を提供する体制の構築が求められます。

【医療安全に対する意識の向上】

第3講で触れたとおり、1999（平成11）年の2つの大きな医療事故を契機に、医療安全の確保は社会的な関心事になりました。一方で、医療従事者の医療安全に対する意識にも影響を与えて、各医療機関は、医療安全の確保に向けて、さまざまな取り組みを行っています。そして、医療安全の向上に、適切なチーム医療の確立が有用であると考えられています。人は誰でもミスを犯す存在であり[9]、どんなに注意深く行動していても、ふとした拍子にミスをしてしまうことがあります。適切なチーム医療が行われている場合、行為をした医療従事者が自分ではミスに気がつかなくても、ほかの医療従事者がミスに気づき、患者に被害が生じることを防ぐことが可能になります。適切なチーム医療は、多職種の協働により、複数の視点から患者に提供される医療をチェックすることができるため、医療安全の向上に寄与すると考えられています。

③ 医療のフィールドの拡大

1992年の第2次医療法改正によって医療機関の機能分化が図られ、高度な

---

[9] L.コーン，J.コリガン，M.ドナルドソン編．人は誰でも間違える「-より安全な医療システムを目指して-」．日本評論社，2000, 273p.

医療技術の提供を実施する能力を備えた特定機能病院[10]と、慢性期の患者の療養を目的とした療養型病床群[11]が設置されました。1997年の第3次医療法改正では、地域医療の確保をはかる病院として地域医療支援病院[12]が制度化されました。その後、2000年には、急性期と慢性期の医療の間に位置づけられる回復期のリハビリテーションを担うものとして、回復期リハビリテーション病棟[13]が導入されました。患者の病期（急性期、回復期、慢性期）等による医療機関の機能分化が行われ、1人の患者の治療に、複数の医療機関が連携して取り組む必要が生じました。急性期の患者は治療が中心であり、医師が主体となって医療が行われますが、患者の症状が安定した慢性期においては、医師による診療に加え、理学療法士などのリハビリテーションのスタッフや食事指導を行う管理栄養士など、複数の医療専門職による連携が必要です。

　また、1992年の第2次医療法改正において、「居宅」が医療提供の場として位置づけられ、医療提供の場が在宅に広がりました。これにより、在宅医療が推進されることになりました。適切な在宅医療の提供には、社会制度や福祉の専門家も関わる必要があります。チーム医療の概念は多様な概念のもとで使用されるようになっています。

④ 多様な医療専門職の誕生

　戦前の日本においては、医師、歯科医師、看護婦[14]、薬剤師の4職種だけが医療職として認められていました。戦後、これらの4職種についても、改めて資格法が制定され、1945年の栄養士法の制定をはじめに、診療放射線技

---

[10] 特定機能病院は、高度な医療の提供、高度な医療技術の開発および高度な医療に関する研修を実施する能力を備えていると厚生労働大臣により承認された病院です。

[11] 療養型病床群は、長期にわたって療養を必要とする患者を入院させるための病院です。

[12] 地域医療支援病院は、①紹介患者に対する医療の提供、②医療機器の共同利用の実施、③救急医療の提供、④地域の医療従事者に対する研修の実施といった役割を担う病院です。

[13] 回復期リハビリテーション病棟は、脳血管疾患や大腿骨頚部骨折などの患者に対して、日常生活動作（ADL）の向上による寝たきりの防止と家庭復帰を目的としたリハビリテーションを集中的に行うための病棟です。

[14] 2001年、「看護婦」「看護士」は「看護師」に名称が変更されました。理由として、①性別によって専門職の資格名称が異なる職種は看護職だけであったこと、②男女共同参画社会の推進という時代の流れの存在があげられます。同時に、保健婦は保健師に、助産婦は助産師に名称を変更されました。

表 4.1　おもな医療関係専門職の資格法と役割

職種名	資格法	役割
医師	医師法 (1948年)	①疾病の診断や治療 ②公衆衛生の普及による国民の健康な生活の確保 （疾病の予防）　　　　　　　　　　　　　　　　など
歯科医師	歯科医師法 (1948年)	①歯科疾患、口腔内疾患の予防や治療 ②公衆衛生の普及による国民の歯の健康の確保　　など
看護師	保健師・ 助産師・ 看護師法 (1948年)	①傷病者や妊産婦の療養上の世話 ②診療の補助　　　　　　　　　　　　　　　　　　など
保健師		①健康相談・指導 ②特定健康診査や特定保健指導　　　　　　　　　　など
助産師		①正常分娩の助産 ②妊産婦や新生児・未熟児への訪問指導　　　　　　など
薬剤師	薬剤師法 (1960年)	①調剤　②服薬指導 ③一般医薬品の販売　④医薬品の開発　　　　　　　など
管理栄養士	栄養士法 (1947年)	①栄養指導　②食事提供 ③食品開発　④食品衛生管理　　　　　　　　　　　など
はり師・灸師	あん摩マッサージ指圧師、 はり師、きゅう師等 に関する法律 (1947年)	①鍼を使った治療 ②灸を使った治療
歯科衛生士	歯科衛生士法 (1948年)	①歯科予防処置　②歯科診療補助 ③歯科保健指導
診療放射線技師	診療放射線 技師法 (1951年)	①X線撮影　②CT検査　③血管撮影 ④透視検査　⑤骨塩定量検査 ⑥核医学検査　⑦MRI検査　　　　　　　　　　　　など
臨床検査技師	臨床検査技師 等に関する法律 (1958年)	①心電図検査　②心音図検査　③血液検査 ④脈波検査　⑤超音波検査　⑥脳波検査 ⑦呼吸機能検査　⑧筋電図検査　　　　　　　　　など
理学療法士	理学療法士 及び 作業療法士法 (1965年)	①運動療法　②物理療法　③福祉用具の選定 ④住宅改修や環境調整
作業療法士		①日常生活活動に関するADL訓練　②IADL訓練 ③職業訓練　④発達障害や高次脳機能障害等に対する リハビリテーション　　　　　　　　　　　　　　など
視能訓練士	視能訓練士法 (1971年)	①視力検査　②眼圧検査　③視能矯正訓練 ④リハビリ指導　　　　　　　　　　　　　　　　　など
臨床工学技士	臨床工学士法 (1987年)	①呼吸療法業務　②人工心肺業務 ③血液浄化業務　④集中治療室業務 ⑤高気圧治療業務　⑥手術室業務　　　　　　　　など
義肢装具士	義肢装具士法 (1987年)	①義肢・装具の製作 ②使用者の身体への適合　　　　　　　　　　　　　など
医療ソーシャル ワーカー (社会福祉士)	社会福祉士 及び 介護福祉士法 (1987年)	①療養中の心理・社会的問題の相談援助 ②退院援助　③社会復帰援助　④受診・受療援助 ⑤経済的問題の相談援助　　　　　　　　　　　　など
救急救命士	救急救命士法 (1991年)	①救急現場や医療機関への搬送途上における応急処置 ②医師の指示下での高度な救命処置　　　　　　　など
言語聴覚士	言語聴覚士法 (1997年)	①失語症・構音障害に対する訓練 ②摂食嚥下障害に対する訓練　　　　　　　　　　　など
精神保健福祉士	精神保健福祉士法 (1997年)	①精神障害者の社会復帰に関する相談援助 ②日常生活への適応のために必要な訓練　　　　　　など
公認心理師	公認心理師法 (2015年)	①心理状態を観察し、その結果を分析すること ②心理に関する相談に応じ、助言、指導その他の 援助を行うこと　　　　　　　　　　　　　　　　など

師法（1951 年）、臨床検査技師等に関する法律（1958 年）、理学療法士及び作業療法士法（1965 年）、視能訓練士法（1971 年）、社会福祉士及び介護福祉士法（1987 年）、言語聴覚士法（1997 年）、精神保健福祉士法（1997 年）などの資格法が制定され、さまざまな医療専門職が誕生しました（表 4.1）。

4.2 チーム医療モデル

　チーム医療のモデルとして、①マルチ型チーム、②インター型チーム、③トランス型チームの 3 種類が提唱されています[15)16)17)]。

① マルチ型チーム（Multi-disciplinary team）

　医師を中心に各医療専門職が目標と役割を設定し、それらを医師に集約していくチーム医療の形態です。

　図 4.2 に、**マルチ型チーム**のモデルを示します。各医療専門職は、医師から指示された内容について、目標や計画を立て、それを実行し、結果を医師に集約します。医師がチームリーダーとなって治療方針を決め、必要に応じてほかの医療専門職と役割を分担しながら医療を展開するチーム形態です。急性期の患者の医療に適しています。

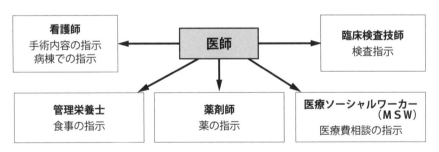

図 4.2　マルチ型チームのモデル

15) Germain CB. Social work practice in health care (Fields of practice series). The Free Press, New York, 1984.

16) Mullins LL., Keller JR., Chaney JM. A systems and social cognitive approach to team functioning in physical rehabilitation settings. Psychology. 1994, 39 (3): pp.161-178.

17) 菊地和則. 多職種チームの 3 つのモデル：チーム研究のための基本的概念整理. 社会福祉学. 1999, 39 (2), pp.273-290。

② インター型チーム（Inter-disciplinary team）

各専門職が患者評価を行い、その結果を多職種合同のカンファレンスで報告し、お互いの目標などをすり合わせながら、チーム全体で治療計画・療養計画を立てていくチーム医療の形態です。

図4.3に、**インター型チーム**のモデルを示します。インター型チームでは、患者や家族がチームの中心になります。患者や家族のニーズに対応しながら医療活動を展開するチーム形態です。慢性期や慢性疾患の患者の医療に適しています。

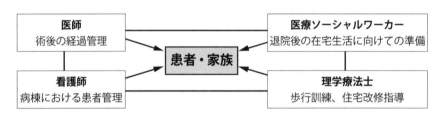

図4.3　インター型チームのモデル

③ トランス型チーム（Trance-disciplinary team）

ある医療専門職固有の役割を、意図的にほかの医療専門職と役割を交代したり、開放したりするチーム形態です。チームの中で果たすべき役割を、意図的・計画的に、専門分野を超えて横断的に共有します。

精神科で行われる生活技能訓練（social skills training: SST)[18]において、この**トランス型チーム**によるチーム医療が取り入れられています。

4.3 チーム医療に求められること

（1）チームメンバーに求められる力

適切なチーム医療を行うためには、チームメンバー間の信頼関係の構築が

---

[18] 生活技能訓練とは、対人関係や集団行動を上手に営んでいくための社会生活技能や服薬や症状の自己管理などに関わる日常生活技能を高める方法を習得する練習のことをいいます。

不可欠です。そのために、チームメンバーは、①専門力、②協働力の2つの力を磨く必要があります[19]。これらを欠く場合、チームの質は低下し、患者のもつ多様なニーズに応えることは難しくなります。

① 専門力

　チームの基盤となるのが「専門力」です。「専門力」は、①専門的知識、②判断、③技能の3要素で構成されます。「チーム医療」のメンバーには、それぞれが正しい専門知識と技術を身につけ、その立場に応じた適切な判断を行うことが要求されます。ほかの職種では代替できない「専門力」を身につけることが必要です。

② 協働力

　「協働力」には、①自らの専門知識や判断、評価、技能をほかのチームメンバーに「伝える力」、②ほかのチームメンバーの知識や判断、評価、技能を「理解する力」、③異なる判断、評価、行動を「すり合わせる力」の3つがあります。「協働力」は、一言でまとめると、職種間の「コミュニケーション力」といってよいかもしれません。

　<伝える力>

　　専門職としての力量が高くても、他職種に対し、自らの判断や評価を適切に説明することができなければ、他職種から理解してもらうことは難しく、「伝える力」が必要になります。

　<理解する力>

　　患者に適切な医療を提供するためには、ほかのチームメンバーの役割を知り、その判断や評価を正しく「理解する力」が必要です。

　<すり合わせる力>

　　患者に対する判断や評価が職種によって異なることがあります。チームメンバーが自らの判断や評価を主張するのみでは、話し合いが前進しません。チームメンバーには、お互いを尊重し、判断や評価が異なる理由

---

[19] 厚生労働行政推進調査事業費補助金（エイズ対策政策研究事業）HIV感染症及びその合併症の課題を克服する研究班（研究代表者：白阪琢磨）. "HIV診療における外来チーム医療マニュアル（改訂第3版）". 独立行政法人 国立病院機構 大阪医療センターホームページ. 2021. https://osaka-hiv.jp/pdf/team_medical_manual_3.pdf,(参照 2023-10-25).

について、相互に理解を深めようとする姿勢が求められます。

（2）チーム医療の成功に必要なこと

　チーム医療を頭では理解していても、実際に適切なチーム医療を行うことは容易ではありません。チーム医療が「単なる医療専門職の集団」による医療になっていることは、しばしばみられます。チーム医療を成功させるためには、「共通の目的や目標を達成できる医療専門職の集団」である必要があり、そのためには、チームの方向性の明確化と、チームメンバーに対する正しい理解が必要です。

① チームの方向性の明確化

　チームの方向性を明確にして、メンバー全員がそれを認識する必要があります[20]。チームの方向性は、チームの⑦存在意義、①求める結果、⑦基本方針の3つで構成されます。

⑦ 存在意義

　チームの目的のことです。「患者の在宅復帰の促進を図るための医療チーム」など、何を目的としてこのチームが発足したのかをメンバー全員で共有することが必要です。

① 求める結果

　チームが達成すべき目標のことです。どの職種が何をいつ行ったらよいのかをメンバー全員で共有する必要があります。

⑦ 基本方針

　チーム医療の根幹をなす方針のことです。チームとして遵守すべきことを共有し、職種間で判断の対立があった場合には、基本方針に立ち戻って考え直すことで、円滑なチーム医療が可能になります。

② チームメンバーに対する正しい理解

　チームメンバーに求められる力と重複しますが、他のチームメンバーの職種や専門性、保有する技術を知らずに円滑なチーム医療を遂行することは不可能です。チーム医療は、チームメンバーの専門性を尊重しつつ、相互に協

---

[20] 福原麻希. チーム医療を成功させる 10 か条-現場に学ぶチームメンバーの心得-. 中山書店, 2013, 248p。

働・補完するものです。そのためには、チームに所属する全員が、自分以外のチームメンバーの①職名（略称ではなく正式名称で正しく言える）、②職務内容、③役割（所属機関での役割）などについて、具体的に説明できる必要があります。

第 5 講

患者と医療従事者との関係とコミュニケーション

　本講では、患者と医療従事者との関係とコミュニケーションに焦点を当てています。近年、医療現場では患者と医療従事者との円滑なコミュニケーションの重要性が一層高まっています。患者にとって、医療従事者との面談は、自身の心身の不調に関する専門的なアドバイスを受け、今後の治療方針を明確にする重要な機会です。逆に、医療従事者にとっては、患者やその家族に自身の専門性と治療へのアプローチを説明し、信頼を築く機会となります。患者も医療従事者も、病気や不調を改善し、健康な生活に戻りたいという共通の目標を共有しています。そのためには、明確な目標の共有や協力的な関係の構築が重要です。しかし、コミュニケーション不全、認識の食い違い、誤解などが生じると、治療が困難になり、最悪の場合には訴訟などの問題が発生する可能性があります。

　図 5.1 は医事関係訴訟事件の処理状況と平均審理期間を示しています。第3講で触れた通り、医事関係訴訟の新受件数は 2004 年に 1,089 件がピークとなり、その後減少傾向にありつつも、近年では年間 700〜900 件の間で推移しています。平均審理期間は約 2 年から 3 年に及び、訴訟が発生すると、訴訟を提起した側や病院にとって人的・金銭的な負担がかかります。訴訟を未然に防ぐためには、医療過誤自体を減少させる取り組みは勿論のこと、説明不足やコミュニケーション不足による誤解、患者側からの医療従事者や病院に対する不信感を最小限にし、できるだけ対立を避ける努力が必要です。

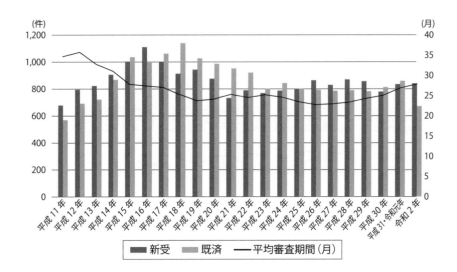

1. 医事関係訴訟事件には、地方裁判所および簡易裁判所の事件が含まれる。
2. 本表の数値のうち、平成 16 年までの数値は、各庁からの報告に基づくものであり、概数である。
3. 平均審理期間は、各年度の既済事件のものである。

（最高裁判所の資料に基づき作図）

図 5.1　医療関係訴訟事件の処理状況および平均審査期間

5.1　インフォームド・コンセント

　現在、治療方針を決定する際には、**インフォームド・コンセント**（Informed Consent：IC）のプロセスが一般的となっています。この概念は、1948（昭和 23）年の医療法改正に初めて取り入れられました。医療法には、「医師、歯科医師、薬剤師、看護師などの医療従事者は、医療を提供する際に、適切な説明を行い、患者が理解するよう努力しなければならない」と明記されています（1 条の 4 の 2）。その後、約 50 年後の 1997（平成 9）年の医療法改正では、インフォームド・コンセントがより明確に言及されました。改正要点の「医療提供にあたっての説明」の項目には、「医療は、医師や他の医療従事者が患者の状況や立場を尊重し、患者との信頼関係に基づいて提供されるべきであ

り、患者の健康意識の高まりや、医療需要の多様化・高度化、医療内容の専門化・複雑化などを考慮して、医療提供者が患者に対し医療内容について十分な説明を行う必要がある」と規定されています。この改正により、日本では医療従事者に対する患者やその家族への説明責任が明確化し、インフォームド・コンセントという用語とともにその概念が普及しました。

　インフォームド・コンセントは、医療倫理と法的規定に基づいて行われる医療上のプロセスです。これは、患者に対して医療処置や医療手順について適切な情報を提供し、その情報を元に患者が自己決定を行う機会を提供するための行為です。医師や医療従事者が患者に対して、健康状態や診断、提案された治療法などについて説明します。診断と治療の説明に加えて、代替案やリスクの説明、費用と負担、治療の選択肢などを説明し、患者がそれを理解し納得することが治療の前提条件とされました。インフォームド・コンセントの主な目的は、患者の尊厳、知る権利、自己決定権などを守ることにあります。また、最終的な治療法の選択は患者に委ねられます。医師や医療従事者は、患者の選択を尊重し、その決定に従う必要があります。

　図 5.2 では、治療方針の決定において患者の意向について示されています。1,122 人の調査結果から、医師から複数の治療方法について説明を受け、それをもとに医師と協議して自分で決定したいと考える患者、または医師が提案した治療方針に自身で同意したいと考える患者が合わせて 77.5%を占めています。年齢別に見ると、30 歳代から 50 歳代では 8 割から 9 割が該当し、60 歳代でも 7 割、70 歳以上でも 6 割が同様の意向を示しており、年齢にかかわらず、医師の説明の重要性を改めて示唆している結果と言えます[1]。

　しかし、患者がインフォームド・コンセントに高い関心を持っていても、医療従事者の説明を十分に理解できない状態で、または誤解したまま同意書に署名してしまうことがあると、適切な自己決定が難しくなる可能性があります。説明不足は医療従事者側の原因であることもありますが、同時に使用される言葉や表現が患者にとって非常に理解しにくいことも、この問題の一因として考えられます。

[1] 日医総研ワーキングペーパー「第 5 回 日本の医療に関する意識調査」2014 年。詳細は http://www.jmari.med.or.jp/download/WP331.pdf を参照。

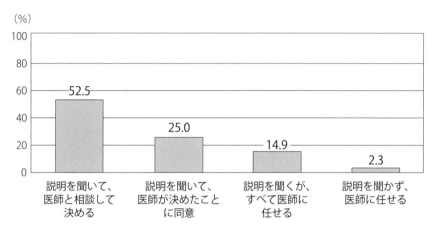

図 5.2 比較的重い病気の治療方針の決定について

国立国語研究所は「病院の言葉」委員会を設立し、医療従事者の用語が理解されない原因と、わかりやすく伝える方法についての工夫を類型化しました[2]。医療の専門用語は一般の人々にとっては馴染みが薄いことがよくあります。しかし、医療従事者たちは日常的に、そして頻繁に難解な専門用語を使用しているため、一般人である患者に対して、その言葉の存在や正確な意味について無自覚に説明不足になることがあります。例えば、委員会の調査によれば、「誤嚥」という言葉を見聞きしたことがあると答えた一般の人々はわずか 50.7%でした。また、「誤嚥」の本来の意味は「食物などが気管に入ること」ですが、13.9%の人々が「飲食物ではない異物を誤って摂取すること（誤飲）」と誤解していました。この結果とは対照的に、医師の 82.4%、看護師・薬剤師の 53.5%がこの用語を患者に対して使用していることが明らかになりました。医療用語の患者への認知度の低さや誤解と、医療従事者が頻繁に使用することの間にギャップがあると、伝えたい内容が正確に伝わらないだけでなく、話が医療従事者によって一方的に進行してしまう懸念があります。これらの問題を防ぐためには、日常生活でよく使われる言葉を選ん

---

[2] 国立国語研究所、「病院の言葉」をわかりやすくする提案、2009 年を参照。詳細は http://pj.ninjal.ac.jp/byoin/pdf/byoin_teian200903.pdf を参照。

で表現するか、専門用語をわかりやすく説明する工夫が必要です。

　インフォームド・コンセントは、先に述べたように、医療従事者が患者に対して、診断や医療処置、医療手順について適切な情報を提供することを指します。患者はこの情報をもとに最終的な治療方針を自己決定します。情報の正確性は重要ですが、病気という非日常の状況で説明を受ける患者の精神状態を理解することも非常に重要です。鎌田（2009）はがん患者への説明を想定し、具体的に患者の心情に配慮した説明を提案しています[3]。「がんと診断され、手術をして抗がん剤治療としようというときに、診断の説明と治療方針の説明をして、最後に医師が『今の体の状態はとてもいいです。体力もあり、問題はないと思います。しかし、治療の経過のなかでは合併症が起きることや、大きな副作用が出る可能性があります。ご了解をいただきたいと思います。』と言ったとする。どこにもこの説明でおかしなところはない。問題は、最後の説明が合併症や副作用の話で終わっていることなのである。患者さんの頭のなかでは、この最後の合併症や副作用が出るということが駆けめぐっている。『場合によっては何パーセントか手術中に心臓が止まるリスクがある』などと言われると、考えがすべてそこだけに行ってしまうのである。患者さん側とすれば当然のなりゆきだ。『これから手術や抗がん剤治療によって合併症や副作用が出る可能性がありますが、今の体の状態や体力ならば、まず大丈夫だと思いますよ。』まったく同じことを言っている。先に合併症や副作用の可能性をきちんと伝えたうえで、『でも大丈夫です』と言うのと、『まず問題はないと思うが、副作用や合併症が起きる可能性もあります』と言うのとでは、まるで患者さん側が受ける印象に違いが生じてしまう。説明する側は、このわずかな差にほとんど気がつかないのである。」（pp.64-65）これは、多くの年月をかけて培った鎌田自身の臨床経験に基づく洞察力から得た知見だと言えます。一方、ネガティブな情報を最初に伝え、その後にポジティブな情報で説明を終えるというアプローチは、経験が浅い医師にも簡単に実践できる貴重なスキルです。

---

[3] 鎌田實（2009）『言葉で治療する』朝日新聞出版。

5.2 パターナリズム

　語の選択や伝え方以外にも、インフォームド・コンセントが適切な形で機能しない原因があります。患者側がきちんと説明を理解、または納得できていない状態で、専門家である医療従事者の判断に全面的に従ってしまうようなケースです。フリードソンは 1970 年代に、専門家支配（professional dominance）やパターナリズム（paternalism：父権主義、家父長主義）という言葉を用いて、医師と患者との関係性が必ずしも対等ではないことを指摘しました。*pater* はラテン語で父親を意味する言葉であり、パターナリズムの語源となっています。

　パターナリズムとは、優位な立場の父親が家族を干渉や統制するように、立場の強い者が、本人の意思に関わりなく、弱い者の利益になると判断し、一方的に意思決定することを指します。これが家庭内のみならず、医療現場においても見られることを指摘したのがフリードソンでした。つまり、患者は専門的な知識や技術をもたないため、合理的な判断をすることができない、という考え方が、医療従事者と患者の関係性を構築しているという見方です[4]。フリードソンはこの固定化されたアンバランスな関係性を問題視し、医療におけるパターナリズムについて言及したのです。インフォームド・コンセントの重要性が指摘されるようになっていった背景には、こうした医療従事者と患者との関係の権力構造に関する議論があったのです。インフォームド・コンセントでは、治療方針の最終決定は患者に委ねられますが、パターナリズムの下では、最終的な治療決定者が、患者ではなく医療従事者になってしまうことになります。

　かつては、患者の意思決定についての視点は重要視されませんでした。しかし、現代においては、患者も医師や医療機関を選ぶ側であるという考え方が広まり、医療がサービス業の一環と認識されることさえあるのです。さらに、インターネットの普及や医療に関する多くの書籍の出版により、一般の

---

[4]　詳細は、Friedson, Eliot, Professional Dominance : The Social Structure of Medical Care, 1970.（エリオット・フリードソン著、進藤雄三、宝月誠訳『医療と専門家支配』恒星社厚生閣、1992 年）Freidson, Eliot, Profession of Medicine, 1970. を参照。

人々も簡単に最新の医療情報にアクセスできるようになりました。このため、治療法の選択肢も増え、西洋医学だけでなく、東洋医学、代替医療、健康補助食品の利用など、多岐にわたる選択が可能となりました。ただし、選択肢の増加は、どの治療法を選ぶべきかといった自己決定の難しさをもたらしました。そのため、医療従事者が、医学の専門家として患者の話や考えを整理し、適切なアドバイスを提供する重要性がより一層高まっているとも言えます。医療従事者は自身の専門知識を活かしつつ、患者と協力し、回復を目指すための新しい関係を築く必要があるのです。

5.3 ナラティブ・ベイスト・メディスンとエビデンス・ベイスト・メディスン

（1）患者の語りの重要性

　ナラティブ・ベイスト・メディスン（Narrative Based Medicine：**NBM**）は**エビデンス・ベースド・メディスン**（Evidence Based Medicine：**EBM**）に対抗する形で発展したアプローチで、患者の物語や経験に焦点を当てた医療アプローチです。narrative は通常、「物語」や「語り」と訳されますが、コミュニケーションのツールとしては、「経験を伝承し共同化する言語装置[5]」、経験を伝え、共有し合う言語の枠組みと捉えることもできます。人間は自身の経験を言葉で表現し、物語を編み出すことによって、人生が一貫性を持つものであると感じています。このため、物語は自己認識と密接に結びついており、アイデンティティ形成において非常に重要な役割を果たしています。医療現場においても、「語り」の要素は極めて重要です。例えば、診察は患者が自身の不調や過去の病歴について話し、医療者が注意深く聞くことから始まります。また、インフォームド・コンセントや終末期医療など、さまざまな状況で、患者は「語り」を通じて病気や自身の状態を理解し、表現します。

　医療現場において、「語り」が重要な理由の１つは、その「語り」が病気によって変化する点にあります。病気にかかる前とかかった後では、その性質

---

[5] 詳細は、野家啓一『物語の哲学』岩波現代文庫、2005 年を参照。

や内容が全く異なります。アーサー・W・フランクは、患者の物語に焦点を当て、未知の体験に直面することで人生の方向性や目標が急変し、その結果、自己の物語が断片化する状態を「語りの難破」と表現しました[6]。つまり、病気にかかると、これまでの人生で予測していた未来が突如として奪われ、新たな進路を模索しなければならない状態に陥り、物語の進行方向が不透明になるというのです。

　しかし、時間が経過するにつれて、病気を受け入れたり拒絶したりし、他の患者の物語と触れ合うことで、新しい人生の物語を再構築し、新たな道を切り開くプロセスが見られるようになります。このような患者の物語に耳を傾けることを重視した医療的なアプローチが、ナラティブ・ベイスド・メディスンです。患者との対話を通じて、医学的治療には直接関係しない要因も含めて、患者の抱える問題や背後にある人間関係など、身体だけでなく精神的、社会的な側面を包括的に考慮し、健康な状態を促進する医療の新しいアプローチです。ナラティブ・ベイスト・メディスンは、2000年代以降に広まり、医学教育や臨床実践において重要なアプローチとなりました。多くの医療機関で、医学生や医師に対して患者の物語を聞くスキルや臨床コミュニケーションの重要性について教育プログラムが提供されています。

（2）エビデンスに基づいた医療

　このナラティブ・ベイスト・メディスンが広まる少し前、1990年代に広まったエビデンス・ベースド・メディスンについても見ていきましょう。津谷（2000）によると、エビデンス・ベイスト・メディスンという用語は1991年のGuyattの論文に記載されることによってはじまったとされています[7]。また、1992年にイギリスでスタートしたコクラン共同計画（Cochrane Collaboration）は、システマティック・レビューによるデータベース集、The Cochrane Libraryを提供しており、このデータベースがエビデンス・ベイス

---

[6] 詳細は、Frank, Arthur W., The Wounded storyteller -body, illness, and ethics-, the University of Chicago Press, 1995.（アーサー・W・フランク『傷ついた物語の語り手―身体・病い・倫理』ゆみる出版、2002年）を参照。

[7] 津谷喜一郎（2000）「コクラン共同計画とシステマティック・レビュー―EBMにおける位置付け―」J. Natl. Inst. Public Health, 49（4）: 2000 pp. 313-319.

ト・メディスンを実践するための有用な情報源となり、エビデンス・ベイスト・メディスンの普及に貢献しました。コクラン共同計画とは、医療および健康に関する研究と情報提供の国際的なネットワークおよび組織で、エビデンスに基づいた医療決定を支援することを目的としています。このように、エビデンス・ベイスト・メディスンの普及には、情報技術の発展やデータベースの利用が大きく貢献しています。1990年代にエビデンス・ベイスト・メディスンが普及し、医療の品質向上と患者への責任ある医療の提供が強化されました。evidence とは、「証拠・根拠」を示す言葉であり、その中心的な考え方は、医療行為において効果が科学的に証明された治療方法が最も信頼性が高いというものです。エビデンスが明確な治療法を採用することは、患者にとって安全かつ効果的な治療を提供することにつながり、特に重大な疾患や高リスクの症例では、エビデンスに基づく医療が命を救う役割を果たします。

（3）相補的な関係にある2つのアプローチ

　しかし、個別の患者の病態や状況は多様であり、患者の考え方や選択肢も異なります。医療従事者は、患者の個別性を尊重し、患者の価値観や希望に対応しながら、最適な治療法を提案する必要があります。医療の焦点は、単に病気を治療することだけでなく、患者の状況や全人的な健康に向けられるべきであり、そのためには医学的根拠に裏打ちされた医療を提供するだけでなく、患者中心のアプローチが重要です。

　サラ・ネトルトンは、健康に対する人々の理解とその解釈、そして健康に関連する行動が社会的に構築されたものであり、医学的知識の簡略化されたバージョンではないと指摘しました[8]。健康、幸福、苦しみなどについての定義は、医療の観点だけでは十分には捉えることは困難であり、それらの概念は多面的であることから、患者の物語が重要な手がかりを提供しています。これにより、患者と医療者の間で信頼関係を築くうえで、ナラティブは非常に重要なコミュニケーションツールの1つであると言えます。

　ナラティブ・ベイスト・メディスンとエビデンス・ベイスト・メディスン

---

8) 詳細は、Sarah Nettleton, 1995, The Sociology of Health and Illness, Cambridge: Polity Press.を参照。

は、異なるアプローチですが、それぞれの長所と短所を組み合わせて医療に実践することができます。エビデンス・ベイスト・メディスンには次のような長所があります。治療法の効果や安全性に関する信頼性の高い情報を提供し、患者の安全性を確保し、リスクを最小限に抑えるのに役立ちます。これらの長所は、ナラティブ・ベイスト・メディスンの物語に含まれる患者の主観的な要素や、物語の不確かさに対抗することができます。また、診療に多くの時間を割くことが難しい日本の医療環境では、ナラティブ・ベイスト・メディスンの肝となる患者の「語り」を引き出すことが難しい現状があります。エビデンス・ベイスト・メディスンは時間効率の側面において実現しやすいアプローチだと言えます。

　一方で、ナラティブ・ベイスト・メディスンにも次のような長所があります。このアプローチは患者の物語や経験を尊重し、患者の個別性に焦点を当てることができます。また、物語をとおして医療従事者と患者の信頼関係を築き、患者のニーズに適切に対応することが可能です。同時に、患者自身の病気に対する理解が深まり、治療への協力も期待することができます。これらは、エビデンス・ベイスト・メディスンの患者の個別的なニーズを見落としがちな傾向や、医療従事者と患者間のコミュニケーション不足を補完することができます。最適なアプローチは、エビデンスに基づいた治療法を提供しながら、患者の物語や個別性を尊重し、信頼関係を築き、患者のニーズに対応することです。

5.4 シェアード・ディシジョン・メイキング

　次にシェアード・ディシジョン・メイキング (Shared Decision Making : SDM) を取り上げます。この用語は、その構成要素からも理解できます。decision making は「意思決定」という意味で、その名詞節を形容する shared の基となる share という動詞には「共有する、分け合う」という意味があります。したがって、シェアード・ディシジョン・メイキングとは、医療現場において治療方針などの意思決定を医療従事者と患者が協力して行うプロセスを指します。近年、患者中心の医療が重要視されるようになり、1980 年代からこの用語が使われるようになりました。

　エルウィン（2012）は、これまでの患者がシェアード・ディシジョン・メイキングに参加したがらない、または実践的ではないといった悲観的な意見に対抗し、**スリーステップモデル**を提案しました[9]。このモデルでは、治療方針決定までのプロセスを「チョイストーク」、「オプショントーク」、そして「ディシジョントーク」の3つの段階に分け、医療現場でのシェアード・ディシジョン・メイキングの具体的な実施方法を説明しています。

　「**チョイストーク**」の段階では、患者は治療の選択肢が存在することを認識します。そして、「**オプショントーク**」では、これらの選択肢に関する詳細な情報を提供します。両者とも、患者の意向を引き出すプロセスを含みますが、前者は選択肢の存在を伝えることに焦点を当て、後者は詳細な説明を提供する段階です。最後の「**ディシジョントーク**」は、患者の希望を理解し、意思決定を促す段階です。患者が決断に迷う場合は、決定を先延ばしにするなどの選択も考慮されます。これらの3つのステップの詳細な内容は、表 5.1 に示されています。シェアード・ディシジョン・メイキングは、医療従事者が患者の治療に対する希望や意思を引き出す一方で、適切な情報を提供することによって実現されます。

　治療に関する意思決定において、パターナリズムには医療従事者の力が過大であるという問題が存在しました。その後、広まったインフォームド・コンセントは、この力関係の不均衡を補完する役割を果たしました。治療の意思決定は患者に委ねられますが、インフォームド・コンセント自体は、医師と患者の対話のなかで行われる1つの段階に過ぎません。医療現場における相互作用やコミュニケーション全体のプロセスを説明するのがシェアード・ディシジョン・メイキングです。表 5.1 が示すとおり、治療に関する意思決定は、医療従事者と患者の両者に委ねられています。イギリスおよびアメリカの研究者によって提案されたスリーステップモデルが、日本の医療環境に完全に適用できるかどうかは今後の検討が必要かもしれません。しかし、このモデルが示す対話は、患者が納得のいく治療法を見つけるための効果的なコミュニケーション手法であることに疑いの余地はありません。

---

[9] Glyn Elwyn, *et al.*, 2012, Shared Decision Making: A Model for Clinical Practice, Journal of General Internal Medicine. Vol.27, pp.1361-1367.

表5.1 シェアード・ディシジョン・メイキングのスリーステップモデル

3段階	内 容	具体的なフレーズおよび行動
チョイストーク	ステップバック（目標達成のための一時後退・準備）	「問題は特定できましたが、これからどうするかを考えましょう」
	選択肢の提供	「これらの（提示した）治療にどのような違いがあるのか説明しますね」
	選択肢の正当性	「各治療の結果は異なり、ほかの人よりも○○さんには問題が大きくなってしまうこともあります」「治療はいつも効果があるとは限りませんし、副作用の可能性もさまざまです」
	反応の確認	「話し合いを続けてもいいですか」「ほかの選択肢について説明しましょうか」
	討論終結の延期	（患者から「どうすればいいか教えてください」などの表現があった場合）「いい選択ができるように私の考えをお話ししますが、その前に、選択肢の詳細を説明します」
オプショントーク	知識の確認	「前立腺がんについてどんなことを聞いたり読んだりしましたか」
	選択肢のリスト化	「詳細の説明に入る前に、選択肢を一覧にして見ていきましょう」
	選択肢の説明	「これらの選択肢は似た部分が多く、いずれも定期的な服薬を含みます」「ほかの患者と比べると、○○さんの場合はこれらの選択肢の意味合いは異なります。説明したいのですが…」
	有害性および有益性	（各選択肢の長所と短所を提示する）
	患者の意思決定支援	（このステップでは支援ツールを活用するが、本稿では割愛する）
	まとめ	（選択肢を再度リスト化し、再調整のために理解度確認の質問をする）
ディシジョントーク	患者の好みに注目する	「○○さんの考えでは何が一番問題だと思いますか？」
	患者の好みを引き出す	（患者の要求があれば代替案の提案や、さらに考える時間を提供する）
	決定に移る	「決定の準備はいいですか」「さらに話し合いが必要なことはありますか」
	振りかえり	（これまでの経過や決定までの行程を振りかえる）

(Elwyn *et al*., A Model for Shared Decision Making より筆者作成)

5.5 医療における異文化間コミュニケーション

　本講では、医療におけるコミュニケーションについて概観してきました。ここまでは、患者も医療従事者も日本人であり、日本人同士のコミュニケーションを前提として説明してきました。もちろん、いずれの項目についても患者が外国人の場合も当てはまりますしかし、外国人患者に対応する際には、言葉の壁だけでなく文化的背景の違いから、さらに丁寧な対応や配慮が必要になります。

　私たちをとりまく社会に目を向けると、在日外国人が増加し、日本に住む人々が多様化してきていることに気づくでしょう。オールドカマーとよばれる人々は、第 2 次世界大戦前から日本に居住し、日本の旧植民地であった隣国をルーツとする人々を指します。一方で、ニューカマーとよばれる人々は、1980 年代のバブル経済期における労働力不足を背景に、次第に増加しました。2019 年には、移民政策が大幅に改定され、外国人技能実習制度に加えて特定技能制度が導入され、多くの外国人労働者が日本に受け入れられました。また、労働を目的としない留学生として来日する場合でも、週に最大 28 時間のアルバイトが認められているため、以前に比べて外国人と接する機会が飲食店やコンビニエンスストアなどで増加していると感じる人が多いでしょう。

　このように多様化した社会では、医療におけるコミュニケーションにおいて何に留意すべきかを考えてみましょう。20 世紀後半、アメリカでは公民権運動が起こり、その後、文化多元主義という考えが生まれました。この時代背景のなかで、1978 年、マデリン・レイニンガーが看護学と社会学を融合した**サンライズモデル**という概念を発表しました[10]。サンライズモデルでは、アメリカに住む多様な民族や文化を持つ集団の特徴を、家族構成、宗教、政治経済的な背景などから理解し、異文化への理解が医療分野で非常に重要であると主張しました。外国人患者向けの医療では、通常、言語の壁に焦点が当てられがちですが、多様な今日の日本社会において、この概念は重要なものとなっています。

---

[10] Madeleine M. Leininger & Marilyn McFarland. (2002) Transcultural Nursing: Concepts, Theories, Research, and Practice: McGraw-Hill Professional Pub.

　レイニンガーのように、日本に住むエスニック集団の文化的背景を包括的
に研究した文献や論文はまだ存在しません。しかし、特定のエスニック集団
に焦点を当てた研究は増えてきています。たとえば、中川ら（2012）による
研究では、在日ブラジル人の多くが、日本の薬の効果が弱いと感じているこ
とが示されています[11]。一部の報告によれば、ブラジルの薬の有効成分含有
量が日本のものの3倍であるとされています。また、瀧尻ら（2015）の調査
では、在日ベトナム人の高齢者が、日本の高齢者やベトナム本国の高齢者と
比較して抑うつの傾向が高いことが報告されています[12]。さらに、ムスリム
に関する研究では、食事や礼拝の慣習、また男性医療従事者が女性患者に対
処する際の留意点などが報告されています。

　これらのエピソードは一般的に当てはまるわけではありませんが、異なる
背景を持つ外国人患者が、日本の医療において違和感や問題を抱える可能性
があることを示唆しています。医療従事者として、日本に住む異なるエスニ
ック集団の文化を完全に理解し、その言語で医療を提供することは難しいか
もしれません。しかし、外国人患者の多様な背景を理解しようとする姿勢は、
円滑なコミュニケーションを促進するために極めて重要です。

　外国人患者の多くは、日本語が母国語ではないため、通訳や翻訳サービス
を提供することが重要です。現段階では、通訳や翻訳にかかる費用を誰が負
担するのか、その作業にともなう診療時間の長時間化など、解決すべき問題
があることは事実です[13]。しかしながら、通訳者を介して患者と適切なコミ
ュニケーションを図ることが、外国人患者に対する理想の対応と言えるでし
ょう。日本語能力の高い患者に対しても、平易な日本語で、明確かつわかり
やすく説明し、患者の質問や懸念に丁寧に対応する必要があります。

---

[11] 詳細は、中川由紀、川口レオ、樋口倫代、川副延生、江啓発、八谷寛、青山温子（2012）
「日系ブラジル人移住者による日本およびブラジルの医薬品の選好・使用とその要
因」Journal of International Health, Vol.27 No.3, pp.213-223.を参照。
[12] 詳細は、瀧尻明子、植本雅治（2015）「在日ベトナム人高齢者の生活と健康状態に
関する研究」大阪市立大学看護学雑誌、第11巻、pp.11-20.を参照。
[13] 詳細は、多言語センターFACIL が医療通訳啓発のために制作した動画「病院に通訳
がいたらいいのにな―神戸のベトナム人中学生編―」(2011)を参照。https://tcc117.jp/
facil/iryo_tsuyaku_video.html

第 **6** 講
病人役割、医療化・脱医療化

　本講のテーマは病人役割、医療化・脱医療化です。最初にパーソンズの病人役割論について学びます。病気とは生物の全身または一部分に起きる生理状態の異常ですが、病人の役割を権利と義務の側面から考えます。次に、コンラッドとシュナイダーによる医療化論の定義および考え方を学びます。医療機関へのアクセスが容易な現代社会では、人の誕生から死まであらゆる事象が医療化されています。そして、医療化や脱医療化は医学の進歩や社会背景など、さまざまな理由で変化を遂げてきました。具体例とともに、医療化と脱医療化について理解を深めていきましょう。

6.1　病人役割

　私たちは病気を生理状態の異常と捉えますが、1951 年、アメリカの社会学者であるパーソンズは、病気は生理状態の異常であると同時に社会的な逸脱状態でもあるという視点から、社会における病人像を捉え「病人役割論」を唱えました。病人には社会的に期待される「病人役割(sick role)」があるという論理です[1]。ある役割が与えられた場合、その人物はその役割にふさわしい行動をとることを期待されます。例えば、医師という地位についた人に対して期待される行動には、病気の診断や治療があります。それでは、病人にはどのような役割が期待されるのでしょうか。パーソンズは、病人に期待される役割には、2 つの権利と 2 つの義務があると主張しました。

---

[1] 詳細は、Parsons, Talcott, The Social System, 1951.（T.パーソンズ著、佐藤勉訳『社会体系論』青木書店、1974 年）を参照。

　病人は、医療者と協力して回復しようとする義務がある一方で、病気に罹患している間は治療や看護をされる側であるため、「一時的に社会へ貢献するという役目を免れ」（権利1）、病人になるか否かを当事者は選択することはできないという前提の下、「病気になったことについて責任を問われない」（権利2）ということになります。

　しかしながら、すべての病気や症状が病人役割によって説明ができるわけではありません。例えば権利1については、病気であってもそれが慢性疾患の場合は、仕事や家事などの社会的役割を担わなければならないことがありますし、権利2については、過度の喫煙や飲酒といった日常生活での不摂生が原因とされる生活習慣病、不特定多数の相手との性交渉による性感染症などは、当事者が病気になったことを非難される場合もあります。

　患者には、「回復しようとする義務」（義務1）と、「医療者による治療を求め協力する義務」（義務2）がありますが、これらは、病状が安定した寛解状態にある慢性疾患の場合には、完治が治療目標ではなくなるため、その場合は、回復への義務やそれにともなう医療者との協力義務があるとは限りません。病人役割を提唱したパーソンズ自身もこの病人役割論がすべての病気にあてはまるものではないことを認めています。

　このように例外はあるものの、病人が日常生活のなかで健康な人と同じだけの責務を担うことを免除され、かつ医療者とともに回復を目指すというモデルは、病人役割の基本型を成していると言えます。病人が健康なときと同程度の能力を発揮できなくても、周囲の家族や友人、同僚はそのことを問題視しません。通常の義務を免除され、同時に、病人はできるだけ早く病気の状態から回復することが期待されます。

6.2　医療化の定義と実例

　病人役割について概観しましたが、ここで改めて「健康」の定義について考えてみましょう。WHO 憲章では、「健康」を次のように定義しています。「健康とは、病気でないとか、弱っていないということではなく、肉体的にも、精神的にも、そして社会的にも、すべてが満たされた状態」にあること

をいいます。（日本 WHO 協会訳）」しかしながら、1948 年に採択された WHO
憲章は、日本を含む多くの先進国が急速な高齢化に直面している現在社会に
おいては、少し違和感を覚えるかもしれません。WHO の定義に疑問を感じ
たヒューバーらは、2011 年に新たな「健康」の定義を発表しました。健康を
身体、精神、社会の 3 つの側面から捉え、身体、精神、社会に関する諸問題
に適応し、対応する能力こそが現代社会に則した健康の定義だと主張してい
ます[2]。

　このように「健康」への考え方も経時的に変化しています。また、医療技
術の発展や、医療機関へのアクセスなど、医療を取り巻く環境も時代ととと
もに変化しています。ここからは、ある事象が医療の枠組みに組み込まれる
医療化について概観します。コンラッドとシュナイダーは医療化について、
「非医療的問題が、通常は病気あるいは障害という観点から医療問題として
定義され処理されるようになる過程」と述べています[3]。つまり医療化とは、
かつては医療の対象とはみなされてこなかった現象が、医療の視点から捉え
直され、場合によっては治療や予防の対象となることを指します。

　医療化論のネガティブな側面については後述しますが、それまで対応でき
なかった身近な事項が医療化されることによって、その問題を解消し、人々
が感じる苦痛を和らげることは事実です。具体的に何が医療化されてきたの
か、その実例と背景について見ていきましょう。

（1）出産

　日本では、妊婦が出産する場所のほとんどは病院やクリニックであり、出
産と医療は強く結びついていると言えます。しかし、病院やクリニックなど
の医療機関における出産数が、自宅等での出産数を上回ったのは、1960 年以
降のことです。図 6.1 からわかるように、1950（昭和 25）年頃は出生場所の
ほとんどが「自宅・その他」でしたが、現在では「病院」や「診療所」とい

---

[2] Huber, M., Knottnerus, J.A., Green, *et al.*, (2011). "How should we define health?" BMJ 2011, 343(4163):235-237.

[3] Conrad, Peter and Joseph W. Schneider. Deviance and medicalization: from badness to sickness, 1980. (reissue, 1992).

った医療機関が大半となっています。出産は、疾病や障害ではありませんが、
医療機関の介入によって医療化した事例と言えます。

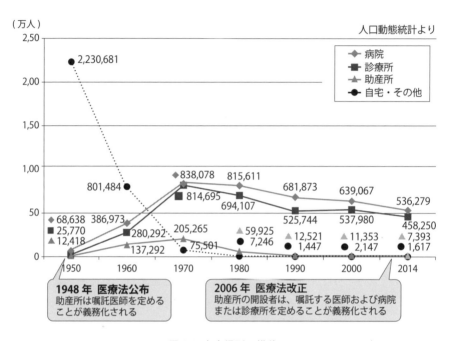

図 6.1 出産場所の推移

　出産中に母体や胎児に異常事態が起こったりした場合には、医療機関での
出産の方が安心という見方ができます。最初から医療機関を出産場所に選べ
ば、すぐに医師が専門的な医療措置をしてもらえるというメリットがあるわ
けです。分娩場所が自宅から病院、診療所などへ大きく変化するにともない、
妊産婦死亡率が減少しています[4]。医療機関での出産が当然のこととなり、
安全に分娩管理が行えるようになったことが理由としてあげられます。図 6.2
は乳児死亡率の推移を表していますが、出産場所の推移と比例するように、
乳児死亡率も減少していることがわかります。1950 年の死亡率は、39.8％と

---

[4]　詳しくは厚生労働省が公表しているデータ https://www.mhlw.go.jp/shingi/2008/11/
　　dl/s1120-11n_0002.pdf を参照。

現在では考えられない高さでしたが、2021 年には 2.4％と大きく減少しています。このように、医療機関での出産が一般化した結果、妊産婦や新生児の死亡率は激減しました。これは、出産の医療化のプラスの面と言えます。

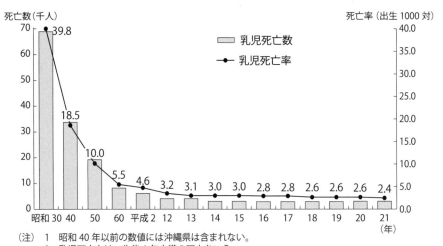

（注）　1　昭和 40 年以前の数値には沖縄県は含まれない。
　　　　2　乳児死亡とは、生後 1 年未満の死亡をいう。
資料：厚生労働省「人口動態統計」

※2　周産期に特異的な呼吸障害等とは、「新生児の呼吸窮迫」、「周産期に発生した肺出血」、「周産期に発生した心血管障害」および「その他の周産期に特異的な呼吸障害および心血管障害」の計である。
※3　乳幼児突然死症候群（SIDS；Sudden Infant Death Syndrome）とは、乳幼児が何の予兆や既往症もないまま睡眠中に突然死亡する疾患であり、いまだに原因は解明されていない。

図 6.2　乳児死亡数・死亡率の推移

https://www8.cao.go.jp/youth/whitepaper/h23honpenpdf/pdf/b1_sho1_1.pdf より

一方出産の医療化は、自然分娩であれば起こりえなかったリスクを生じさせることにもなりました。最近では、母体の負担を軽減するために行われる無痛分娩で、母子の障害や死亡事故が起こり、ニュースにも大きく取り上げられました。厚生労働省は「無痛分娩の安全な提供体制の構築に関する提言」[5]

---

[5] https://www.mhlw.go.jp/file/05-Shingikai-12601000-Seisakutoukatsukan-Sanjikanshitsu_Shakaihoshoutantou/0000203226.pdf

をまとめ、出産を行う医療機関に対し同提言を周知するよう求めています。もともと出産は病気ではないという意味において、よりよい分娩方法のために医療技術が施されたという点では、現代の出産の様相は医療化によって大きく変化したと捉えることができるでしょう。

　また、病院運営の効率化や産科医師の不足を補うために、陣痛促進剤を過剰使用し、出産のタイミングをコントロールすることもよくあります。図6.3にあるとおり、病院における出生数は平日の午後が最多です。病院の都合に合わせた出産のあり方は、病院の医療倫理が問われる問題です。ただし、産科医不足は全国的に深刻な問題であり、社会全体として取り組むべき問題でもあります。近年は厚生労働省が院内助産所・助産師外来を推進し、産科医師不足や医療機関の負担を軽減しつつ、妊婦の多様なニーズに応えられるように助産師が医師と役割を分担しながら進める出産の模索がなされています。

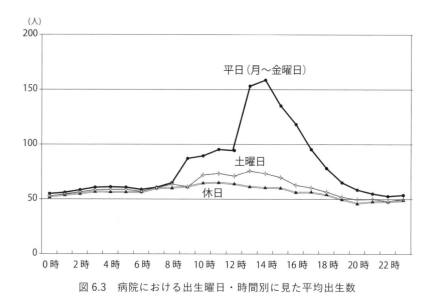

図6.3　病院における出生曜日・時間別に見た平均出生数

（2）注意欠如・多動症（ADHD）

　学校などの集団行動やルールの順守が求められる場において、静かに座って話を聞けない子どもや周囲と馴染めない子どもは、かつては「しつけがなっていない」とされ、あくまで教育的な問題と捉えられていました。それが、**「注意欠如・多動症**（Attention-Deficit/Hyperactivity Disorder：**ADHD**）」と診断されることにより、医療の問題としても捉えることとなりました。注意欠如・多動症は神経発達症群に分類され、乳幼児期に発症することが多い発達遅延です。情緒や行動面に問題が生じやすく、それにともない学校などの集団生活において適応障害が起こり、学業や人間関係の構築に支障が生じることがあります。DSM（Diagnostic and Statistical Manual of Mental Disorders）やICD（International Statistical Classification of Diseases and Related Health Problems）といった精神障害の診断基準に採用されたことによって、落ち着きがないとか、注意力が足りないなどとされていた子どもに診断名がつくようになりました。

　それによるメリットとして、学校生活でさまざまな失敗を経験してきた児童が治療によって自信を取り戻すことにつながったり、病気であると認識されることにより、周囲からの理解や配慮が得られるようになったりしたことなどがあげられます。注意欠如・多動症に見られる問題行動が、親の育て方やしつけによるものだというそれまでの誤解を解く契機にもなりました。

　しかし一方で、授業中に席におとなしく座っていられない子どもが安易に注意欠如・多動症ではないかと周囲から疑われることがあり、教育現場での医療化が進むのではないかと懸念する声があります。注意欠如・多動症と診断された子どもが、これまでどおり授業に参加したいのならば、向精神薬を服用するようにと学校側から求められるケースも報告されています。もともと子どもは可塑性が高く、環境の変化にも敏感であるため、ストレス要因の解消や、成長とともに言動が落ち着くことも少なくありません。注意欠如・多動症と診断された結果、問題行動の本質的な原因が見過ごされることも懸念されます。一時的な問題行動と注意欠如・多動症の症状とを区別する難しさゆえに、低年齢からの薬物投与による行動修正には慎重さが求められています。

6.3 医療化の要因

　医療化には、医学の進歩だけでなく、社会の変化や医療政策などさまざまな背景や要因があると考えられます。医療化の最初の例として取り上げた出産の場合は、1950年代と比較すると医療機関へのアクセスが容易になったことが大きな要因と考えられますし、注意欠如・多動症については、投薬治療が可能になったことや、DSMやICDなどの国際的に使用されている診断基準や診断分類への掲載など複数の要因が考えられます。ここでは、医療化の要因となりうる事象を紹介し、医療化の背景について考えます。

（1）DSM・ICDへの掲載

　DSMは、アメリカ精神医学会（American Psychiatric Association）によって発行される精神障害の診断基準を含む医学的な文献です。これは主にアメリカで使用されるもので、精神疾患の診断、分類、および研究に関する情報を提供します。DSMは1952年にDSM-Iが出版された後、定期的に改訂され、2013年にDSM-5が公開され、現在のところ、このDSM-5が最新版です。改訂の際に、新しい診断基準が追加されたり、既存の基準が更新されたりします。注意欠如・多動症はDSM-5に記載された新しいカテゴリー「神経発達症群」に属しています。ここでは、診断基準として、9つの不注意症候と9つの多動性・衝動性症候が含まれており、診断の基準が明確になりました[6]。DSMは、日本でも、臨床心理学者、精神科医、カウンセラーなどの専門家によって広く使用され、精神障害の診断と治療において基準となります。よって、DSMに疾患として記載される、また記載内容が変わることによってその事項が医療化されるという現象につながることになります。

　ICDは、国際的に認識された医療診断の分類体系で、精神障害だけでなく、すべての病気、けが、および健康に関連する問題を含む広範な医療情報を提

---

[6] 注意欠陥・多動症については DSM-IVにも記載があったが、分類や表記が現在のものとは異なる。ICD への表記の変遷も含めて詳細は、森野百合子、海老島健『ICD-11における神経発達症群の診断について—ICD-10 との相違点から考える—』（明石書店、pp.925-947, 2018）を参照。https://journal.jspn.or.jp/jspn/openpdf/1230040214.pdf

供しています。これは世界保健機関（WHO）によって管理されており、日本だけでなく国際的に広く採用されています。ICD は 1900 年に初めて公表され、DSM と同様に改訂版が公表され、2018 年発表の ICD-11 が現時点での最新版です。この後の脱医療化で取り上げる「同性愛」については、この DSM と ICD への採用と取り消しを通して医療化と脱医療化の両方が見られたケースと言えるでしょう。

（2）治療法や薬剤の開発

　治療が不可能だと考えられていた事象が、医療の介入によって改善が可能になることによって医療化が進むケースもあります。前出の注意欠如・多動症について、黒木（2016）は投薬治療のその医療化の理由として次のように説明しています[7]。「当初、リタリン® が登場し、その後コンサータ® が上市されました。しかし、これらの薬剤には流通制限があり、一定の基準を満たして流通管理委員会への登録をすませた医師でなければ処方できません。一方、2009 年には新たな ADHD 治療薬・ストラテラ® が登場しました。この薬剤には処方する医師の登録は不要であり、これをきっかけに医療の中に広がったといえます。」(pp.7-8) 注意欠如・多動症への投薬治療には賛否両論ありますが、薬剤が開発され、供給が安定し、使用が容易であるなどの条件がそろえば、それも医療化のきっかけになります。

（3）政策や制度の転換

　詳しくは第 2 講で述べられていますが、日本は国民皆保険制度を採用しています。1958 年「国民健康保険法」が制定され、1961 年 4 月までに国民皆保険体制が整えられました。しかしながら、すべての事象が保険適用となるわけではありません。出産の様相が医療化によって大きく変化したことについては先述のとおりですが、妊娠においてもさまざまな医療的な介入が行われています。

　2022 年 4 月より、不妊治療の保険適用範囲が拡大され、体外受精などを含

---

[7] 黒木春郎（2016）『プライマリケアで診る発達障害』中外医学社。

む基本治療はすべて保険診療となりました。不妊治療には高額な費用がかかるうえに、長期間にわたるケースが少なくありません。不妊治療の保険適用には年齢制限と回数制限があるものの、この制度の転換によって、高額な不妊治療費の負担が3割で済むようになるうえ、高額療養費制度の適用対象になるなど、不妊治療を受ける人々が増加していくことが予想されます。

　時代はさかのぼりますが、アルコール依存症もかつては医療の対象とは考えられていませんでした。1961年に制定された「酒に酔って公衆に迷惑をかける行為の防止等に関する法律」の付帯決議によって、国立久里浜病院（現、独立行政法人国立病院機構久里浜医療センター）に日本初のアルコール専門医療機関が設置され、これがアルコール依存症の医療化の大きなきっかけとなりました[8]。ここで「久里浜方式」というアルコール依存症治療プログラムが誕生し、現在のアルコール依存症の治療や支援の普及に大きな影響を与えました[9]。

（4）身近になった医療

　場所が自宅から医療機関に変化することによる出産の医療化については先述しましたが、医療機関は人々の暮らしにおいてとても身近な存在になりました。国民皆保険制度によって経済状況に関係なく、誰もが病気や怪我の際に医療機関を利用することができます。医療機関にはさまざまな種類があり、単純に機関数で経年変化を比較することができないため、ここでは、医師数の変遷をたどり、医療の普及について考えてみましょう。図6.4が示すとおり、厚生労働省が公表している1982年の人口10万人あたりの医師の数は141.5人でしたが、2020年の人口10万人あたりの医師の数は269.2人と大きく増加しています。約40年の間に医師数、そして人口10万人あたりの医師の数も右肩上がりに上昇していることがわかります。

---

8) 田中和彦（2017）「アルコール依存症に対する連携体制の整理：3つのモデルの比較」日本福祉大学社会福祉論集、pp.143-152、第136号
9) 現在の厚生労働省のアルコール健康障害対策については当該ウェブページを参照。https://www.mhlw.go.jp/stf/seisakunitsuite/bunya/0000176279.html

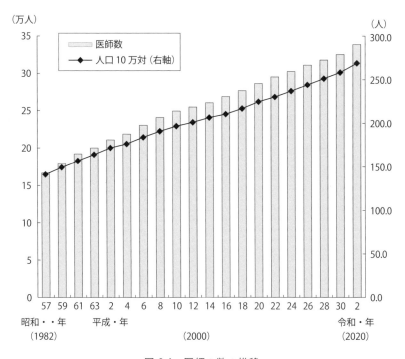

図 6.4　医師の数の推移

https://www.mhlw.go.jp/toukei/saikin/hw/ishi/20/dl/R02_1gaikyo.pdf

　医療の普及によって医療化したもう 1 つの例として「死」をあげることが
できます。これは「死の医療化」とよばれますが、この言葉の意味合いは文
脈によって異なることがあります。不治の病や重症の状態にある患者に対し
て、痛みの管理、症状の緩和、精神的なサポートなどの末期医療を指す場合
もありますし、安楽死や自己決定的な死に関連することを指すこともありま
す。また、緊急の医療決定や生命維持装置の使用に関連した決定を指すこと
もあります。医療社会学においては「死の医療化」とは看取りの場所が自宅
から医療機関に変化したことを指します。出産と同様に、それまでは看取り
の場所のほとんどが自宅であったものが、医療機関で最期を迎える方が 80%
を超えるようになりました。出産とほぼ同じ背景で医療化された「死」です

が、今後も同じ傾向が続くとは言えない状況にあります。少子高齢化による多死社会を迎えようとしている日本では、地方での医師不足の問題や、在宅医療の充実などもあいまって、自宅で看取るケースが増加していくことも予想されています。

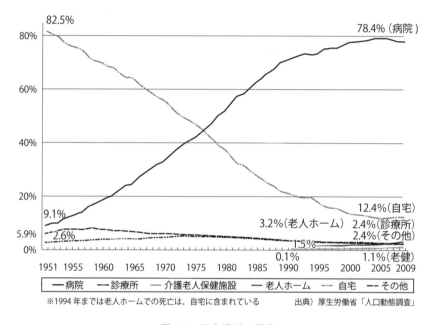

図 6.5　死亡場所の推移

https://www.mhlw.go.jp/stf/shingi/2r985200000105vx-att/2r9852000001012r.pdf より

　ここで取り上げた医療化の要因は、複合的に要因として作用することがあります。また、ほとんどの医療化のケースで、医学の進歩や医療技術の発達が根底にあることを覚えておきましょう。

6.4 医療化の負の側面 ―逸脱の医療化、過剰医療

コンラッドとシュナイダーは「逸脱の医療化」について言及し、歴史的かつ社会的に狂気や逸脱としてスティグマ（烙印）[10]を付与されて治療対象となった事例として、もともとは日常生活における問題であったアルコールや薬物への依存、児童虐待、同性愛などをあげています。また、これまで加齢による心身の変化とされてきた現象が、「老い」という人生のプロセスで訪れる当然のものとは考えられなくなり、即座に身体の不調をもたらすわけではない高血圧や肥満が、生活習慣病などの病気に繋がりうるという理由によって治療や予防の対象として扱われるようにもなっています。

（1）過剰医療

オーストリアの思想家イリイチは、現代の医療システムは、患者生産工場と化して、人間の誕生から死までを技術の管理下に置くものであり、医療の対象の拡大は我々の「健康」を脅かすものであると警鐘を鳴らしました[11]。イリイチは脱学校化についても言及していますが、医療と学校の共通点として、専門家権力による支配の構造を指摘しています[12]。社会学者である井上（2012）は、医療における強固な専門家支配は、医師ではない素人が医療に関する発言や提案をすることの難しさについて述べていますが、医療の閉鎖的な世界が、内部からの発言も難しくしていることを指摘しています[13]。

井上は過剰医療について次のように述べています。「ところで、『医療の過剰』を問題化していく必要性が高まっている。というのも『健康』を国民に義務化した『健康増進法』[14]の成立以来、健康不安が煽られていて医療にか

---

[10] スティグマについては、本書第7講を参照。

[11] Illich, Ivan. Medical Nemesis: The Expropriation of Health, 1975.（イヴァン・イリッチ著、金子嗣郎訳『脱病院化社会―医療の限界』晶文堂、1979年）

[12] 専門家支配については第5講を参照。

[13] 井上芳保編（2013）『健康不安と過剰医療の時代―医療化社会の正体を問う』長崎出版

[14] 2003年5月1日施行された国民の健康維持と現代病予防を目的として制定された日本の法律。

かわる、素人目にもおかしなことが目に付きはじめているからである。具体
的には、メタボ検診[15]の腹囲計測、血圧異常値幅の拡張、抗うつ剤の処方の
激増、等々である。」(p. 303) 井上は、過剰医療に関するさまざまな指摘をし
ていますが、彼の編著において、医師である村岡はメタボ検診の義務化が肥
満から多くの生活習慣病を引き起こしているイメージを一般市民に定着させ
てしまったことを指摘しています。そして、人間には恒常性が保証する体力
と治癒力があるため、必ずしもこのような連鎖が起きるわけでないことを医
療界が訴えるべきだと述べています[16]。医療化のさまざまな要因については
先述しましたが、過剰医療においても医学の進歩だけでなく、政策などの周
辺的な要因も影響していることがわかります。

（2）脱医療化・脱施設化

　医療化の対概念として、脱医療化があります。脱医療化とは、医療化され
たものが再び医療の領域外へ移行することを意味します。例えば、第10講で
取り上げる同性愛は、かつて DSM においては、性的な逸脱として「人格障害」
の分類に位置づけられていました。その後の市民団体による運動などの影響
を受け、精神疾患とみなしたり治療したりする必要性はないと判断され、分
類から除外されました。昨今においても ICD-11 は、性同一性障害を「性保
険健康関連の病態」に分類し、名称も「性別不合（Gender Incongruence）」と
しました。このように DSM や ICD などの診断基準への採用や除外といった
形でわかりやすく医療化や脱医療化が起こるケースもありますが、医療化に
対して脱医療化が語られる際には、過剰医療からの解放を意味して用いられ
ることも多くあります。つまり医療の基準とは異なる側面として、患者の尊
厳や自己決定の尊重、身体的・精神的な満足度のバランスなどに目が向けら
れるようになっています。

---

[15] 正式名称は特定健康診査。平成20年4月1日より、厚生労働省による医療制度改
　　革の一環として実施されている。
[16] 詳しくは、村岡潔（2013）「『生活習慣病』の正体を探る―なぜ生活習慣が病気の元
　　にされたか」（井上芳保編、『健康不安と過剰医療の時代―医療化社会の正体を問う』
　　長崎出版）pp68-94.を参照。

　QOL（Quality of Life）は、「人生の質」や「生活の質」と訳されますが、人間らしい生活や自分らしい人生という視点に基づき、選択肢の多様性や医療の充実が求められています。ターミナルケア（終末期ケア）やホスピスなどへの関心は、そうした脱医療化の一端として捉えることができます。延命よりも痛みの軽減を優先したり、家族との穏やかな時間をもつことで、その人らしく人生の最期を過ごしたりするという考え方です。脱医療化と同様に、地域から隔絶された病院や施設での閉鎖的な生活から地域生活へと移行することを目指す脱施設化の動きも進んでいます。イタリアでは 1978 年に 180 号法（通称バザーリア法）が成立し[17]、精神科病院の新設禁止や、医療や福祉は原則として地域保健精神センターが実施することなどが定められ、その結果、精神病院は閉鎖されました。この制度では、地域の建物や人的資源を活用し、生活支援と暮らしの環境を整えることで、コミュニティの中で人間らしい生活を送るとともに、患者の QOL の向上を目指しています。

　バザーリア法は脱施設化という物理的な変化のみが注目されがちですが、井上（2013）[18]は精神科医であったバザーリアの考えと行動を次のように記しています。「バザーリアの考えたのは要するにこういうことだ。医師と患者とが真に出会えていない。どうして出会えないのか。出会うことを阻んでいる何か見えない力が働いているからだ。その力とは対象を客体化するまなざしであり、医師と患者の関係を固定化してしまう精神医療という制度、それを体現した場としての病院である。バザーリアは病室のシーツを交換する職員の姿に化けて患者のありのままの声、苦悩に満ちた声を聞き届ける努力をした。その結果、病院という場こそが患者の症状を作っていると気づいたのだという。」（pp.214-215）バザーリアは単に精神病院という建物に注目したわけではなく、精神医療の在り方自体に疑問を抱いたことがわかります。

　日本の人口 1,000 人当たりの精神病床数は世界一です。また、入院日数も非常に長いことで知られており、イタリアの平均在院日数は 13.9 日ですが、これに対して日本は 2014 年時点で 285 日です。韓国も日本に次いで在院日数

---

[17] 一般総合病院に一定数の精神科病床を設置することは認められています。
[18] 本章脚注 13）に同じ。

が長いのですが、124.9 日ですので、日本の在院日数が突出して長いことは明らかです。これらの統計から、日本の精神医療が過剰であると一概には言い切れませんが、患者の QOL 向上を目指す医療の必要性が高まっていることがわかります。

第 **7** 講

スティグマとしての病
―ハンセン病問題―

　本講のテーマはハンセン病問題です。**ハンセン病**は感染症の１つであり、幸いなことに現在では治療法が確立され、日本においても新規患者数は年にわずか数名にとどまります。医学的な観点から見ると、ハンセン病はすでに解決済みの疾患と言えます。一方で、2001 年にハンセン病の元患者らが提起した国家賠償請求訴訟では、熊本地方裁判所が強制隔離政策を継続した国の責任を認める判決を下しました。同様に、ハンセン病患者の家族を原告とした国家賠償請求訴訟も、2019 年 6 月に熊本地方裁判所が国の責任を認める判決を言い渡しました[1]。これにより、ハンセン病は医学的には解決済みかもしれませんが、今もなお継続中の社会問題であることが浮き彫りになります。

　スティグマとは、ギリシャ語で「焼きごてによる印」を意味し、かつては社会的逸脱者や犯罪者に対して付けられた負のイメージを指していました[2]。Stigma の日本語の定義は「烙印」ですが、「差別」や「偏見」という身近な言葉で説明した方がわかりやすいかもしれません。スティグマは「正常から逸脱したと見なされ、他人に軽蔑や不信をもたれるような欠点、短所、ハンデ

---

[1] 熊本地方裁判所判決平成 13 年 5 月 11 日判決（判例時報 1748 号 30 頁）および令和元年 6 月 28 日判決（判例時報 2439 号 4 頁）参照。いずれの判決についても国は控訴せず、熊本地方裁判所の判断が確定しています。

[2] Erving Goffman, Stigma: Notes on the Management of Spoiled Identity, Prentice-Hall, 1963.（アーヴィング・ゴッフマン著、石黒毅訳『スティグマの社会学―烙印を押されたアイデンティティ』せりか書房、2001 年）。

ィキャップなどの属性」とも定義され[3]、ハンセン病もまたスティグマの対象とされています。この講義では、ハンセン病とハンセン病患者が日本社会においてどのように扱われてきたのかについて概観します。

7.1 ハンセン病とは

まず、ハンセン病とはどのような感染症であるかについて確認します。ハンセン病は、ノルウェーの医師 A.ハンセンによって発見された「らい菌」による慢性感染症です。主な症状には、手足などの末梢神経の麻痺や皮膚症状などが含まれます。感染力は非常に弱く、また、菌が体内に侵入しても、発症するのは免疫学的に特異的な個人の場合に限られ、ほとんどの人は罹患しません。以前は「癩病」または「らい病」ともよばれていましたが、偏見や差別を助長することを防ぐため、現在は「ハンセン病」とよばれています[4]。ハンセン病の未制圧国とは、世界保健機関（WHO）の定義によれば、人口 1 万人あたりに患者が 1 名以上いる国を指します。図 7.1 に示されている通り、現在、ハンセン病の未制圧国は世界中で唯一ブラジルだけです。この状況は 2022 年においても変わらず、経済格差の大きいブラジルでは専門病院の数が少なく、感染地域が広範囲に点在していること、さらには対策が貧しい地域まで充分に届いていないことがその理由とされています。

ハンセン病患者がブラジルにしか存在しないかと言われると、それは事実ではありません。表 7.1 を見ると、新規患者数が最も多い国はインドであり、次いでブラジル、インドネシアの順になっています。しかし、インドのように人口の多い国では、総人口に対する患者数の割合が低く、そのため WHO の制圧国の基準には該当しないのです。言い換えれば、インドやインドネシアのような国々では、ハンセン病はすでに公衆衛生の観点からはコントロール下にあると言えます。

---

[3] 濱嶋朗、竹内郁郎、石川晃弘編『社会学小辞典【新版増補版】』有斐閣、2005 年。

[4] ただし、後述の「らい予防法」など、歴史的な文脈、また、固有名詞において「らい」という言葉が使用されることもあります。

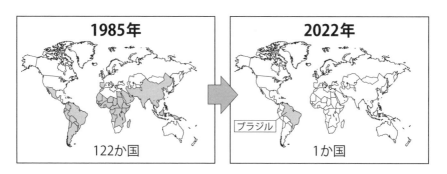

図 7.1　ハンセン病未制圧国数

表 7.1　2021 年のハンセン病新規患者数が 1,000 人以上の 13 か国（WHO）

国名	新患数	国名	新患数
インド	75,394	ナイジェリア	2,398
ブラジル	18,318	ネパール	2,394
インドネシア	10,976	ソマリア	2,030
コンゴ民主共和国	4,148	タンザニア	1,511
モザンビーク	3,135	マダガスカル	1,290
バングラデシュ	2,872	スリランカ	1,025
エチオピア	2,589	**世界合計**	**140,594**

https://www.niid.go.jp/niid/ja/leprosy-m/1841-lrc/1707-expert.html より

　1985 年には全世界で 530 万人以上のハンセン病患者が存在していましたが、1990 年代には 100 万人未満に減少し、2010 年以降は約 20 万人前後で推移しています（図 7.2）。この病気の撲滅には、早期発見と複数の抗生物質を組み合わせた多剤併用療法（Multidrug Therapy：MDT）が効果的であり、特に 1995 年以降、薬剤の無料提供が実施されるようになったことで患者数が急激に減少しました。

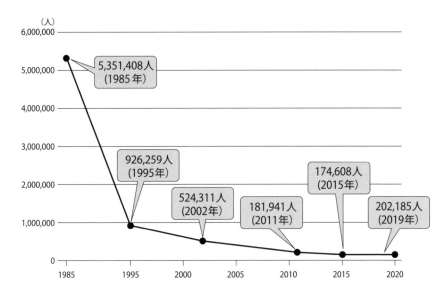

図 7.2　全世界で登録されているハンセン病患者数の推移

7.2　日本におけるハンセン病の法律と政策の歴史

　表 7.2 は、明治以降の日本におけるハンセン病に関連する法律、政策、およびその他の関連事項を要約したものです。1907（明治 40）年に制定された「癩予防ニ関スル件」[5]は、「放浪癩」として知られる患者や、兵役検査でハンセン病と診断された患者を保護し、専用の療養所に収容するための法律でした。この法律の下で、全国に 5 か所の療養所が設立されました。当時の治療法は大風子油という植物由来の油を筋肉注射する方法しかなく、これは効果が立証されていなかったばかりか、患者には強い痛みをともなうもので、症状が再発しやすいという課題も抱えていました。

---

[5] 「癩予防ニ関スル件」が成立した理由としては、①1897 年に開催された国際らい会議において、ハンセン病は感染症であり予防には隔離が適すると確認されたこと、②来日した欧米人に放浪患者の姿を見られるのは国辱であるとされたことが、指摘されています。

表7.2　日本におけるハンセン病の法律、政策に関する主な歴史と関連事項

1907年	○癩予防二関スル件制定 ・法律に基づく隔離政策の開始 ・放浪患者などを療養所へ入所させる目的
1929年	○無らい県運動開始 ・県内の患者の発見・療養所送致により、癩のない県を目指そうという全国的運動
1931年	○「癩予防法」制定 ・強制隔離の徹底、全患者が対象となる
1943年	○アメリカにおいてプロミンの有効性が報告される
1947年	○国内においてもプロミンの治験が開始される
1948年	○ハンセン病が「優生保護法」の対象として、明記 ・患者の断種や堕胎が合法化
1952年	○ WHO が隔離政策の見直しを提言
1953年	○「らい予防法」制定 ・強制隔離政策の徹底・拡大、従業禁止、外出禁止など、人権を侵害する規定の一層の強化
1996年	○「らい予防法」が廃止される ・「ハンセン病」が正式な呼称となる
1998年	○「らい予防法」が日本国憲法に違反するものとして、元患者が熊本地裁に国家賠償請求訴訟を提起
2001年	○熊本地裁が国の隔離政策を違憲と判断、原告らの賠償請求を認容 ○「ハンセン病補償法」成立
2003年	○熊本において宿泊者拒否事件が起きる
2009年	○「ハンセン病問題基本法」成立
2016年	○ハンセン病患者の家族らも、強制隔離政策によって差別等を受けたとし、熊本地裁に国家賠償請求訴訟を提起
2019年	○熊本地裁が国家賠償法上の違法を認め、患者家族の請求を認容 ○「ハンセン病家族補償法」が成立

　1929（昭和 4）年から始まった「無らい県運動」は、ハンセン病を地域社会から根絶しようという全国的な運動でした。この運動の盛り上がりが、「癩予防二関スル件」の改正につながり、1931（昭和 6）年には、国内のハンセン病患者を根絶するための強制隔離政策である「癩予防法」が制定されました。この法律により、在宅で治療を受けている患者を含む、すべてのハンセン病患者が、強制的に療養所に収容・隔離されることとなりました。その後

も、「無らい県運動」は官民が一体となって全国各地で続けられ、山間地や僻地に隠れた患者までもを探し出し、強制収容が繰り返されました。療養所に収容された患者の自宅などは完全に消毒され、ハンセン病が非常に伝染しやすく、危険な疾患であるとの誤った認識が一般市民に広まる結果となりました[6]。

　療養所の所長には、「懲戒検束権」が与えられ、規則に違反した患者に対して処罰や監禁が行われました。また、入所時や患者同士の結婚に際して、子孫を残さないための断種（不妊手術）や妊娠時の強制堕胎が行われたことがありました。1948（昭和23）年に制定された優生保護法は、これらの実践を合法化するもので、ハンセン病患者もその対象とされました。法律文において、ハンセン病患者に対する優生手術[7]を実施する際には、患者とその配偶者の同意が必要であると規定されていました（優生保護法第3条）。しかし、実際には優生手術を受けなければ結婚が許可されないなど、事実上手術を拒む選択肢はほとんどありませんでした。

　1953（昭和28）年、一部を修正した「癩予防法」の代わりに、「らい予防法」が制定されました。当時、ハンセン病の治療においてプロミンの効果が国内でも確認されており、ハンセン病は隔離の対象となる疾患ではないことがわかっていました[8]。しかし、この事実は無視され、強制隔離や懲戒検束権が続けられ、さらに患者の外出や就労が制限されるなど、人権侵害の規定が一層強化されました。結局、「らい予防法」に基づく強制隔離政策は、同法が廃止される1996（平成8）年まで継続しました。

---

[6] 前掲脚注1の熊本地方裁判所の判決（平成13年5月11日）は、医学的にはハンセン病が伝染病であることが確立し、「癩予防ニ関スル件」が成立した後も、社会一般にはなお遺伝病であるとの認識があったこと、「無らい県運動」等によって生み出された差別や偏見が、今日まで続くハンセン病患者に対する差別や偏見の原点であると指摘しています。

[7] 優生保護法における優生手術とは「生殖腺を除去することなしに、生殖を不能にする手術で命令をもつて定めるもの」と定義されていました。（優生保護法第2条）

[8] 1950（昭和25）年には岡山県にある療養所の長島愛生園において、プロミン治療による全快者が確認されています。

7.3 スティグマとしての病

（1）差別と偏見

　前述の通り、ハンセン病患者は過去において社会から強制的に隔離され、患者の住居や通った道路が徹底的に消毒される光景が広まり、誤った印象を与えたことで、ハンセン病やその患者への恐怖心が増大しました。ハンセン病患者は、外見的な後遺症として顔や手足の変形、機能障害、皮膚の変色を抱えており、社会的な排斥を受けるスティグマに苦しんだことも事実です。このスティグマにより、療養所に入所する患者は肉親や親戚との縁を切られ、生涯にわたって故郷を訪れることなく過ごすことが少なくありませんでした。また、本名を隠すことを余儀なくされ、個人のアイデンティティが侵害されることもありました。さらに、幼い子どもたちも親から離れて育てられることがあり、ハンセン病は前世の業による「業病」や神からの罰や祟りである「天刑病」と考えられ、患者の家族も差別と偏見の対象となり、結婚や就職を断られることがありました[9]。

　ハンセン病に対するスティグマの深刻さは、1953年の黒髪校事件（龍田寮事件）からうかがい知ることができます。ハンセン病患者の子どもらが生活していた熊本県にあった龍田寮の小学生が、黒髪小学校へ通学するのをPTAが反対した事件です。ハンセン病の感染力は弱いことが説明されましたが、療養所では徹底した消毒等の対策が取られていたこともあって強く反対が叫ばれるようになりました。当時の厚生省などの行政機関は、子どもたちはハンセン病には罹患していないという診断とともに、感染の恐れがないことを提示しましたが、登校を反対する親たちは診断を疑問視する意見書を出したり、休校を強行したりしました。

　このような社会の偏見や医学的根拠のない隔離政策に苦しめられていた患者たちにとって、特効薬であるプロミンの登場は、ハンセン病が治る病気で

---

[9] 悲惨な療養所での生活や、差別の実情については、ハンセン病の元患者によって語られています。国立ハンセン病資料館の YouTube チャンネルでは、元患者の講演会をはじめ、さまざまな情報を提供しています。
https://www.youtube.com/channel/UC-gp-oP50g4m5865iTIFCFQ

あることを保証する意味でスティグマの解消にもつながると期待がもてるものでした。結核病の治療薬であったプロミンが、ハンセン病にも効果があるとアメリカで確認されたのが 1943 年のことで、その後、日本でも臨床試験が実施され、効果が確認されています。また 1952 年以降、WHO は感染力の弱いハンセン病の強制隔離政策を不当とし、そのための法律は撤廃されるべきであると提唱しました。この 2 つの要因は「らい予防法」を廃止に導く可能性があったものの、強制隔離政策は継続され、日本のらい予防法が廃止されたのが 1996（平成 8）年であったことは、既述のとおりです。

（2）スティグマの根深さ ―違憲判決と宿泊拒否

　らい予防法撤廃後、1998 年に元患者らは国に対して訴訟を起こし、2001 年に熊本地裁は、国による隔離政策を違憲とする判決を下しました[10]。国は控訴を断念、謝罪し、同年には「ハンセン病補償法」が施行され、元患者らに補償金が支払われることになりました。

　法の下では元患者らは勝訴しました。しかし 2003 年、社会にはまだハンセン病に対する差別や偏見が残っていることを物語るある出来事が明るみになりました。熊本のあるホテルが、ハンセン病の回復者であることを理由に宿泊を拒否したというものです。その後、熊本県の職員が感染の恐れはないということを説明しましたが、事態は変わらず、当時の熊本県知事が公にしたことで社会問題となりました。ホテル側の謝罪を療養所入所者の自治会が拒否したことに対しては、中傷の手紙や電話がこの自治会に殺到し、ハンセン病に対する偏見や蔑視の深刻さが改めて浮き彫りにされる結果となりました。

　その後、2008 年には、ハンセン病の元患者等の福祉の増進や名誉回復を目的としたハンセン病問題基本法が、2019 年には、家族らへの賠償請求を認容する熊本地裁の判断を経て[11]、ハンセン病元患者の家族が被った苦痛を慰謝すること等を目的とするハンセン病家族補償法が成立しました。ハンセン病が今もなお継続している問題であるとともに、その問題の根深さが見てとれ

---

[10]　本章脚注 1)の熊本地方裁判所の判決（平成 13 年 5 月 11 日）参照。
[11]　本章脚注 1)の熊本地方裁判所の判決（平成 13 年 5 月 11 日）参照。

ます。

　2019 年に初めて発見され、その後、瞬く間に世界に広がった新型コロナウイルス（COVID-19）ですが、当初はこの未知の感染症への恐怖や誤った情報により、感染者やその家族に対する差別が指摘されました。これもスティグマの 1 つと言えます。歴史的な差別や偏見からもわかるように、科学的な根拠があっても、一度張られたレッテルを覆すことは難しいことがあり、今も社会に根付いたスティグマに対処するためには、意識の向上が必要です。

7.4　ハンセン病元患者の現在

　2023 年現在、日本には 13 の国立ハンセン病療養所があります[12]。多くのハンセン病元患者は長期の隔離政策の影響で、施設以外に帰るコミュニティを持たずに今でも療養所で生活しています。その 13 の療養所すべてを自ら訪問し、調査した橋内（2019）は、施設の現状について次のように記しています[13]。「ハンセン病療養所は全国に国立が 13 カ所、私立が 1 カ所ある。2018 年 5 月 1 日現在入所者 総数は 1,338 名を数え，平均年齢は 85.5 歳である。1958 年のピーク時（12,148 名）に比べて入所者が十分の一近くに減り，超高齢化が進んでいる。入所者は皆ハンセン病の元患者・回復者であり，ほとんどの方が 60 年以上療養所で暮らしている。1996 年に隔離政策が廃止されたものの，社会復帰は様々な事情で難しい現実があるのだ。関連施設としては，国立ハンセン病資料館（東京・東村山市）と国立重監房資料館（群馬県・草津町）があり，日本におけるハンセン病患者とその隔離政策について知る上で必見の施設である。」(p.66) 医療従事者を目指す学生の皆さんには、東京都東村山市にある国立ハンセン病資料館を訪れることを強くお勧めします。橋内は、ハンセン病元患者と広島・長崎の原爆被爆者を比較し、高齢化が進んでいる両者について語りました。被爆者にはその辛い経験を語り継ぐ子孫が残

[12] 厚生労働省のホームページを参照。
　https://www.mhlw.go.jp/www1/link/link_hosp_12/hosplist/nc.html
[13] 橋内武（2019）「強制隔離政策下の療養所生活 —長島2園を中心に」桃山学院大学総合研究所紀要 44(3)、pp.31-73.

されている一方、ハンセン病元患者にはそのような子孫がいないことを指摘しました。この負の歴史を繰り返さないために、私たちがハンセン病元患者の苦難を後世に伝える役割を果たす必要があると言えます。

第 **8** 講

災害と医療

　本講では、災害と医療について概観します。日本はその国土の位置、地形、地質、気象など自然的条件から災害が多い国とされています[1]。図 8.1 からわかるように、日本は全世界での災害の発生において、マグニチュード 6 以上の地震が 20.8%、活火山が 7.0%、死者数が 0.4%、災害被害額が 18.3% という高い割合を示しています。これは、日本の国土面積が全世界の 0.25% しかないにもかかわらず、非常に高い災害リスクを抱えていることを意味しています。

　2011 年 3 月 11 日に発生した東日本大震災では、死者 15,467 名、行方不明者 7,482 名、負傷者 5,388 名という未曾有の被害をもたらしました[2]。また、日本全国で頻繁に発生する地震、噴火、夏から秋にかけての豪雨による土砂災害、そして冬の豪雪による被害など、さまざまな自然災害が日常的に発生しています。これに加えて、交通事故などの自然災害以外の災害も頻発しています。その結果、日本は地形的に自然災害が発生しやすい環境にあり、近年の気象変動の影響で災害が増加している傾向にあります。

　災害の種類は、大きく自然災害と人為災害の 2 つに分けることができます。交通事故以外にも、戦争やテロ、原子力関連の事故なども人為災害に分類されます。また、東日本大震災の際に原子力発電所の事故が連動して発生しましたが、これは自然災害と人為災害の混合による複合型の災害と言えます。

---

[1] 詳細は内閣府防災情報のページを参照。
https://www.bousai.go.jp/kaigirep/hakusho/h18/bousai2006/html/honmon/hm0101010
1.htm
[2] 詳細は内閣府防災情報の東日本大震災の特集ページを参照。
https://www.bousai.go.jp/kohou/kouhoubousai/h23/63/special_01.html

このような災害時における医療の役割と特徴を見ていきます。

マグニチュード6.0以上の地震回数

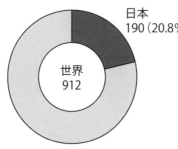

日本
190（20.8%）

世界
912

注）1996年から2005年の合計。日本について
は気象庁、世界についてはアメリカ地質
調査所（USGS）の震源資料をもとに内閣
府において作成。

活火山数

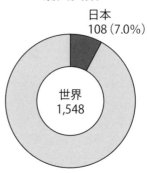

日本
108（7.0%）

世界
1,548

注）活火山は過去およそ1万年以内に噴火し
た火山等。日本については気象庁、世界
についてはアメリカのスミソニアン自然
史博物館の火山資料をもとに内閣府にお
いて作成。

災害死者数（千人）

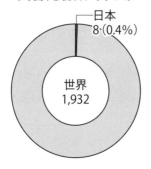

日本
8（0.4%）

世界
1,932

注）1975年から2004年の合計。ベルギー・
ルーバンカトリック大学疫学研究セン
ター（CRED）の資料をもとに内閣府が
作成。

災害被害額（億ドル）

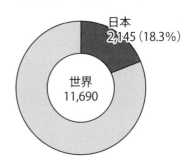

日本
2,145（18.3%）

世界
11,690

注）1975年から2004年の合計。CREDの資料
をもとに内閣府において作成。

図 8.1　世界の災害に比較する日本の災害

https://www.bousai.go.jp/kaigirep/hakusho/h18/bousai2006/html/zu/zu1_1_01.htm より

8.1 災害派遣医療チーム

　1995年に発生した阪神・淡路大震災は、日本の災害の歴史において転機となりました。被災地域内外で、医療支援活動を行うために訓練を受けたDMAT（Disaster Medical Assistance Team）が、この大震災の経験を受けて設立されました。発災直後には、救命救急医療を提供できる専門家チームが不可欠であることが明確になり、DMATの設立が必要とされたのです。

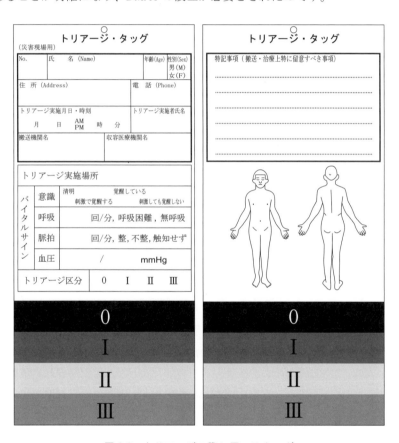

図8.2　トリアージの際に用いるタッグ

（左が表面、右が裏面。実際のサイズは縦232mm、横110mm）

　災害発生時には、日本医師会災害医療チーム（JMAT）、日本赤十字社の救護班など、さまざまな医療チームが被災地に派遣されます。組織によって構成員や構成人数は異なりますが、基本的には医師、看護師、それ以外の職員などによって構成され、被災地の病院支援、災害現場での**トリアージ**（傷病の緊急度や重症度に応じて治療の優先度を決める）や、医療救護、ヘリコプターや救急車を利用した傷病者の輸送など、さまざまな役割を果たします。

　トリアージはフランス語の「選別・選択」を語源としています。被害者や被災者の状態、要するに医学的必要性によって治療の優先順位を決定するというものです。各数字と色には意味があり、0 は黒で「救命困難」明らかに亡くなっている人や、助かる見込みがない人に選択します。そのほかの分類については次のとおりです。

I. 　赤「緊急治療」重傷者だが生命を救うことができる人
II. 　黄「準緊急治療」数時間処置が遅くなっても生命の危険はないが、手術や入院が必要な人
III. 　緑「軽傷」外来治療などで対応できる軽症者や、歩行ができる人

8.2 災害関連死

　災害関連死とは、自然災害によって直接的な死因が生じるのとは異なり、避難生活による過労、既存の持病の悪化、ストレスによる体調不良、自殺など、災害が間接的な原因となる死を指します。このような死亡は、行政的には災害との関連性が確認され、災害弔慰金の支給対象とされることがあります。関連死の認定は、医師や弁護士などで構成される自治体の審査会によって行われ、診療記録、死亡診断書、遺族の証言などを基に判断され、最終的に市町村によって認められます。2011 年の東日本大震災でも災害関連死については問題となりましたが、2016 年の熊本地震では直接死の約 3 倍が災害関連死だと言われています。

8.3 災害時のメンタルヘルス

　大規模災害発生時における精神面でのケアの必要性が広く認識され、日本で本格的な取り組みが始まったのは、1995 年の阪神・淡路大震災以降でした。同時期に雲仙・普賢岳の 1990 年の噴火や 1993 年の北海道南西沖地震などが発生し、被災者のメンタルヘルスへの配慮が高まったことが要因です。阪神・淡路大震災では、全国から精神科医師などが結集して「こころのケアチーム」として支援を行いました。その後、こころのケアチームは新潟県中越地震や東日本大震災などの災害においても積極的な活動を展開しました[3]。

　これらの専門家による精神医療やこころのケアが進化する一方で、専門職以外によるこころのケアの重要性も増しています。個別の専門的介入ではなく、大多数の被災者に向けた支援として注目されているのが PFA（Psychological First Aid：心理的応急処置）です。PFA は、カウンセリングのような個別アプローチではなく、心理的および社会的側面から、広範な被災者へ提供される支援方法です。

8.4 サイコロジカル・ファーストエイド（PFA）

　PFA は、安全かつ有効なエビデンスに基づいた支援方法として、国際的なガイドラインや支援プロジェクトで世界的に広く推奨されています。かつて用いられていたことのある心理的ディブリーフィング（Psychological debriefing）は、混乱した状況下で体験したことや、そのときの感情を聞き出すことによって、むしろ害を及ぼす可能性のあることが最近の研究でわかってきました。そのため、現在では、被災者に負の影響を与えない支援方法として PFA が国際的に支持されています。

　特に普及が進んでいるものに、世界保健機構（WHO）などにより作成され

---

[3] こころのケアチームは東日本大震災を契機に、より体系的な支援を行えるよう、災害派遣精神医療チームである「DPAT（Disaster Psychiatric Assistance Team：ディーパット）」として編成されました。

た「心理的応急処置（PFA）フィールド・ガイド」[4]（以下、WHO 版 PFA）
と、アメリカ国立 PTSD センターなどによる「サイコロジカル・ファースト
エイド実施の手引き」[5]があります。これらは、その目的や基本的な考え方に
大きな違いはありませんが、WHO 版の新しいガイドラインが、支援者の要
望から出されたものであることからもわかるように、WHO 版はそれまでの
PFA にはなかった特徴を備えています。災害の種類や規模に左右されない凡
用性や支援先の文化への配慮、さまざまな職種が協力をしなければならない
環境下で共有しやすいよう、わかりやすく説明されています。WHO 版 PFA
の活動原則は、活動前の「準備（Prepare）」と、活動中の「見る（Look）・聞
く（Listen）・つなぐ（Link）」の 3 原則から成り立っています。それぞれの頭
文字から、「P＋3L（ピープラススリーエル）」とよばれています。

（1）準備（Prepare）

　活動を円滑に進めるためには、支援に入る前に現場の状況について可能な
限り情報を収集しておくことが重要です。規模や範囲、被害状況、現場の安
全性を事前に知ることによって、起こりうる事態を予測し、対応策を練るこ
とができます。また、すでに別の組織や団体が現場に入って支援活動を開始
していることも少なくありません。どのような団体がどのような支援を提供
しているのかを確認することによって、支援の内容や地域がほかの団体と重
複してしまうのを避けることができます。

（2）見る（Look）

　現場に到着したら、支援に移る前にまず周囲を見渡し、事前に調べた情報

---

[4]　World Health Organization, War Trauma Foundation and World Vision International. :
Psychological first aid : Guide for field workers, WHO : Geneva, 2011.(訳:(独)国立精神・
神経医療研究センター、ケア・宮城、公益財団法人プラン・ジャパン : 心理的応急
処置（サイコロジカル・ファーストエイド : PFA）フィールド・ガイド、2011 年)
http://saigai-kokoro.ncnp.go.jp/pdf/who_pfa_guide.pdf を参照。

[5]　アメリカ国立子どもトラウマティックストレス・ネットワーク、アメリカ国立 PTSD
センター著、兵庫県こころのケアセンター訳『災害時のこころのケア—サイコロジ
カル・ファーストエイド実施の手引き』医学書院、2011 年。
http://www.j-hits.org/psychological/を参照。

を更新する必要があります。現場の状況は刻一刻と変化しますので、事前の情報との違いを先に目視することが求められます。被災者や自分自身の安全を確保するため、周囲にどのような危険があるのかを把握することも重要です。

　そして重傷を負って医療が必要な人や、支援を得るための手助けや保護が必要な人、深刻なストレス反応を示す人がいないかなどを確認します。被災された方のなかには、恐怖、不安、悲嘆、震えといったストレス反応を示される方や、「サバイバーズ・ギルト（Survivor's guilt）」[6]といって、ほかの被災者を助けられなかったことや、自分が生き残ったことに対して自責感や罪悪感をもっている方もおり、支援が必要な場合があります。また、大きなショックを受け、呼びかけても応答しない方や、自分で動けなくなっている方は、見かけ上は静かで落ち着いているために見落とされがちで、かつ自分から助けを求められないことも少なくありません。行動する前には、例え短い時間でも「見る」ことから始めましょう。

（3）聞く（Listen）

　支援が必要と思われる方に声をかける際には、丁寧に近づき、目線を合わせながら、できるだけ穏やかな声で話しかけることを心がけましょう。寄り添う姿勢が被災者の安心につながります。必要な物や気がかりなことについて尋ね、気持ちを落ち着かせる手助けをします。場合によっては、気が散らないようにできるだけ静かな場所をみつけて話すなど、プライバシーや相手の秘密を守る工夫も必要です。

　ただし、あくまで相手が話したいときに耳を傾けるという姿勢が求められます。もしかすると、今は話したくないと会話を拒否される場合もあるかもしれません。その場合には、決して話すことを無理強いしたり急かしたりはしないようにしましょう。しかし、話したいときにはいつでも聞く準備があるということを伝えることで、すぐ側に自分を気にかけてくれる誰かがいるという安心感が気持ちを落ち着かせることもあります。被災者の気持ちやニーズは時間とともに変化することを念頭に置き、支援することが大切です。

---

[6] 金吉晴（2016）『心的トラウマの理解とケア（第2版）』じほう。

（4）つなぐ（Link）

　被災者が基本的なニーズを満たし、必要なサービスを受けられるようにサポートします。飲食料品や生活用品の確保・提供などの支援は、一見すると心理的ケアとは関係がないようですが、被災者は生活上の基本的ニーズが満たされることで安心し、落ち着きを取り戻すことがあります。逆に、水や食料といった生活上の基本物資、家族の安否などの情報収集を必要としている際に、そうした現実的ニーズを無視して心理的側面に固執した支援を行うことは、被災者の心情を逆なでし、新たなこころの負担を生じさせることにもなりかねません。そのため、心理的側面に直接働きかけるというよりは、むしろ必要な基本的ニーズを確認し提供する、身の安全を確保するといった生活面での支援をするなかで、被災者に安心し落ち着きを取り戻してもらうことがふさわしい支援と言えます。もしほかの団体や組織が提供している支援が必要であれば、それを提供する団体などを紹介するようにします。

　多くの人は、例えストレス反応が一時的に現れたとしても、基本的なニーズが満たされる、あるいは、PFA のような適切な心理・社会的支援が受けられれば、時間とともに自然に回復していく場合がほとんどです[7]。発災直後のストレス反応は、異常な事態に対する正常な反応であるとも言い換えることができますので、まずは気持ちに寄り添い、落ち着くまで見守るという姿勢が大切になります。それでもなお現実感を喪失した状態であったり、周囲の問いかけにまったく反応しない場合には、専門家に相談する必要があります。

8.5　多様化する日本社会の災害と医療

　第5講の最後でもふれましたが、在日外国人の数は近年増加傾向にあり、また出身国もさまざまです。2014 年に初めて JR 西日本が台風に備えて取り入れた「計画運休」というシステムですが、2019 年に関東地方において、複数回この計画運休が実施されました。その際に問題となったのが外国人にどのように計画運休を伝えるかということです。2019 年には、人気のない東京

---

[7] Kessler, R.C. *et al.*, : Posttraumatic stress disorder in the National Comorbidity Survey, Archives of General Psychiatry, 52, pp.1048-1060, 1995.

駅で大きなスーツケースを持った外国人観光客の映像がメディアで取り上げられました。彼らにはこの計画運休の情報が伝わっていなかったのです。

1995 年の阪神・淡路大震災では、日本人だけでなく、多くの外国人も犠牲となり、これをきっかけとして、西日本を中心に、多言語対応で外国人のサポートをする NPO 法人が数多く誕生しました。その震災を体験した大城ロクサナさんは浜松市で開催された研修会に講師として招かれた際に、「当時は日本語がほとんど理解できず、パニックになってしまったり、避難所での生活に苦労したりしました。災害時は外国人の視点に立った支援が必要だと思います。」と話しています[8]。

多言語での対応も大切ですが、災害時の外国人対応には平易な日本語の活用を心がけることも重要です。「やさしい日本語」という概念は、減災を目的として、阪神・淡路大震災以降に研究されるようになった分野です。多言語での対応には多くの人材が必要であり、その整備には時間がかかります。しかし、やさしい日本語での対応は、私たち 1 人ひとりの取り組みで外国人との意思疎通の可能性を高めてくれます。柴田（2006）は公共放送などでの災害時の外国人対応を前提とした話し方のポイントとして、言葉のかたまりを作って読む、イントネーションは普通の話し方と同じパターンにする、速度は通常の話し言葉より遅くするなどの方法を提示しています[9]。外国語が話せないからとあきらめるのではなく、日本語を使って外国人をサポートする方法もあることを覚えておきましょう。

[8] https://www3.nhk.or.jp/news/special/izon/20190123saigai.html

[9] 柴田実 (2006)「やさしい日本語の試み」放送研究と調査、FEBRUARY 2006、pp.36-42。

第 9 講

近代医療と代替医療

　本講のテーマは**近代医療**と**代替医療**です。日本の近代医療は、1864 年に明治政府が「医制」を公布し、西洋医学のみが正当な医療とされたことに始まります。資格を得た医師以外による医業は禁止され、現行の医師法 17 条は「医師でなければ、医業をなしてはならない」と定めています。近代医療はそれ以前には治癒ができなかった多くの疾患を治癒可能とし、日本や欧米諸国ではその国の主たる医療として国家の制度に組み込まれています。

　代替医療（補完医療）は、一般に大学の医学部や看護学部、そのほかの専門学校などで教育されている西洋医学に基づく医療以外の医療のことを言い、漢方をはじめ、音楽療法、温熱療法、アーユルヴェーダなどの多種多様な医療が含まれます[1]。近代医療が制度的医療となっている日本や欧米諸国においても、代替医療は広く利用されています。古いデータではありますが、1997 年にアメリカで行われた調査では、42.1％もの人が何らかの代替医療を利用しているとの結果が報告されました[2]。アメリカでは、政府機関である国立補完衛生総合センター（National Center for Complementary and Integrative Health：NCCIH）が補完医療の研究を行っています。現時点では、日本には代替医療を研究する政府機関は存在しませんが、日本統合医療学会など、代

---

[1] ヨーロッパではおもに補完医療という言葉が使われており、本講では代替医療と補完医療は同じ意味を有するものとして用います。なお、代替医療と補完医療を合わせ「補完・代替医療」（Complementary and alternative medicine：CAM）と呼称されることもあります。

[2] Eisenberg, D.M. *et al.*, Trends in Alternative Medicine Use in the United States, 1990-1997:Results of a Follow-up National Survey, Journal of the American Medical Association, 280(18): pp.1569-1575, 1998.

替医療に関する数多くの学会が設立されています。また、漢方薬の一部が健康保険の適用対象とされ、鍼灸やあん摩などは資格制が採用されるなど代替医療が広く利用されています。厚生労働省は、統合医療にかかわる情報発信等推進事業として、2014（平成 26）年に『「統合医療」情報発信サイト』を開設し、「相補（補完）・代替医療に関するエビデンス（根拠）に基づいた情報」を紹介しています[3]。

　第 5 講で述べたインフォームド・コンセントの普及に代表されるように、近年、医療における患者の自己決定権が重視されるようになりました。患者は医師の提案する治療をそのまま受け入れるだけの存在ではなくなり、自ら治療を選択するようになっています。さらには、インターネットの普及など、患者自身が容易に医療情報を入手できる環境と相まって、近代医療のみならず、代替医療も選択肢の 1 つになっています。

9.1　近代医学と医療

（1）近代医学とそれに基づく近代医療

　医学は、人間の疾病を対象とした、病気の診断や治療についての学問であり、医学知識には、人体の構造や機能、疾患の原因についての生物学的知識に加え、広く病気の予防や健康の維持についての知識も含まれます[4]。先進国における制度的医療は近代医学に基づく近代医療であり、その誕生は 18世紀末頃の西ヨーロッパにさかのぼります。近代医学の大きな特徴の 1 つは、人間（患者）と疾患の分離にあり、少し乱暴な表現ですが、患者の身体を機械や物と同様に捉え、病気を生物学的な異常と考えて、患者を治療の対象とみる点にあります。

　このような近代医学に基づき、国家資格を有する医師を中心に実施される病気の診断と対処が近代医療です。患者を治療の対象として捉え、病気を生物学的な異常と捉えた場合、近代医療には普遍性があり、時代や社会を問わ

---

[3] http://www.ejim.ncgg.go.jp/public/index.html
[4] 伊藤正男、井村裕夫、高久史麿編集（2009）『医学書院 医学大辞典 第 2 版』医学書院。

ずに適用可能な医療であると考えられています。もっとも、近代医療では「病因とこれに対する対処」に重点が置かれるため、患者という個人が置き去りにされがちであるとの指摘があります。先のアメリカの調査では、代替医療を利用する理由として、「現代西洋医学による治療に満足できない」、「現代西洋医学は患者を機械のように扱い、感情や信条をもった人として扱っていない」といった意見が見られました。

　代替医療には、患者をその心理状態や社会的環境なども含めて総合的に捉え、個々の患者にあった総合的な疾病予防・診断・治療を提供する全人的医療が多く存在します。西洋医学に対する批判に加え、このような代替医療の特質が、代替医療の普及につながっていると考えられます[5]。

　近年、近代医療を実行する方法として2つの手法が注目され、臨床現場で応用されています。第5章でも取り扱っているエビデンス・ベイスト・メディスン（EBM）とナラティブ・ベイスト・メディスン（NBM）がそれであり、特にナラティブ・ベイスト・メディスンは、患者を治療の対象としてのみではなく、病いを語る主体として尊重する、いわば全人的な治療手法である点で、これまでの伝統的な近代医学の考え方とは一線を画する手法と言えます。

9.2 ナラティブアプローチの台頭とその問題点

（1）エビデンス・ベイスト・メディスン

　エビデンス・ベイスト・メディスンは「科学的根拠に基づく医療」などと邦訳されます。これは、1990年代に提唱された概念であり、近代医学全体の歴史から見ると、比較的新しい概念です。提唱者の一人であるD.サケットは、エビデンス・ベイスト・メディスンを「個々の患者の臨床判断にあたって、最新かつ最良の証拠（エビデンス）を、一貫性をもって、明示的かつ思慮深く用いること」と定義しました。つまり、臨床判断は科学的根拠に基づき行われるべきであるとするものです。皆さんは、近代医療が科学的根拠に基づいて行われていることはあたり前と思うかもしれません。たしかに、エビデ

ンス・ベイスト・メディスンが提唱される以前の従来の医療が科学的根拠な
しに実践されてきたわけではありません。しかし、従来の医療では、臨床判
断が医師の個人的な経験や当該医学領域の権威者の意見に基づいてなされる
ことも多く、必ずしも実証的な裏づけに基づいていたとは言えませんでした。

エビデンス・ベイスト・メディスンの概念と手法は各国の臨床医学に大き
な影響を与えました。本邦においても、厚生労働省が「学会等による EBM の
手法を用いて最新の医学情報を収集・整理・評価して診療ガイドライン（診
療に係る指針）を作成する取組みを支援する」としてガイドラインの作成を
推奨し[6]、実際に多くのガイドラインが作成されています[7]。EBM に関し、「ガ
イドラインに基づく臨床判断が EBM である」、「何らかの疾患をもった患者一
般について、何らかの一般的判断を行うことが EBM である」などと言われる
ことがありますが、D.サケットの定義にあるように、エビデンス・ベイスト・
メディスンはあくまで「個々の患者の臨床判断」を行うにあたっての方法論
にすぎず[8]、上記のような理解は誤ったものであると言えます。また、科学
的根拠としてもっとも信頼できるものは、大規模な臨床試験に基づいた疫学
的分析の結果です[9]。そのため、罹患人数の少ない疾患など疫学的分析が困
難な疾患領域ではこの手法をとることが困難な場合もあるため、万能でない
ことにも留意する必要があります。

---

[6] 詳細は、厚生労働省「厚生労働白書（平成 16 年度版）」を参照。
[7] 公益財団法人日本医療機能評価機構の運営する Minds ガイドラインライブラリにお
　いて、2021（令和 3 年）年 1 月時点で登録されているガイドラインの数は 583 に上
　ります。(https://minds.jcqhc.or.jp/)
[8] EBM の実践としては、①患者の問題についての定式化、②問題についての情報収集、
　③得られた情報への批判的吟味、④得られた情報の患者への適用、⑤これまでの実
　践の評価、という 5 つのステップが重視されます。
[9] EBM におけるエビデンスのレベルは、①複数のランダム化比較試験（RCT）のメタ
　分析、②少なくとも 1 つの RCT、③少なくとも 1 つのよくデザインされた非ランダ
　ム化比較試験、④少なくとも 1 つのほかのタイプのよくデザインされた準実験的研
　究、⑤比較研究や相関研究、症例対象研究など、よくデザインされた非実験的研究、
　⑥専門家委員会の報告や意見、あるいは権威者の臨床経験に分類され、①がもっと
　も質の高いエビデンスであるとされます。

（2）ナラティブ・ベイスト・メディスン

　ナラティブ・ベイスト・メディスンは、「物語と対話に基づく医療」などと邦訳されます。提唱者であるＴ.グリーンハルとＢ.ハーウィッツは、提唱の理由について「西洋医学においては、治療法を理論的に支える妥当で確実な根拠（エビデンス）を求めることに対して熱心な努力がなされてきた。しかしそれに比べると、臨床において患者自身の体験を理解することや、患者と良好なコミュニケーションを保つことはあまり注目されてこなかった。私たちが物語（ナラティブ）に注目するようになったのは、西洋医学におけるこのような不均衡を強く感じていたためである」と述べています[10]。Ｔ.グリーンハルらによれば、『「患者の病い」と「病いに対する患者の対処行動」を、患者の人生と生活世界における、より大きな物語のなかで展開する「物語」であるとみなす』点がこのアプローチの特徴であるとされます。また、医療者にとって、ナラティブ・ベイスト・メディスンは単に患者の物語を聴取することではなく、患者とその物語を共有し、専門家としての立場から医療者の物語を語り、「患者の物語」と「医療者の物語」とをすり合わせることによって、『新たな物語』を作り出す一連の過程であると理解されています[11]。従来の医療でも、医療者と患者との対話が軽視されていたわけではありませんが、治療の前提として診断に必要な情報を得たり、説明義務を果たしたりするという点で重視されていたにすぎないように思われます。

9.3　病気とは　—医療化・脱医療化

（1）疾病を巡るさまざまなモデル

　本講の冒頭において指摘したように、病気を診断し、これに対処すること

---

[10] 詳細は、斎藤清二著「医師と患者のコミュニケーション」、日本医師会総合政策研究機構、2005 年を参照。

[11] NBM の実践プロセスとしては、①患者の病いの体験の物語の聴取のプロセス、②患者の物語の共有のプロセス、③医師の物語の進展のプロセス、④物語のすり合わせと新しい物語の浮上、⑤ここまでの医療の評価のプロセスの 5 つが提示されています。（斎藤清二『(改訂版)医療におけるナラティブとエビデンス　対立から調和へ』遠見書房、2016 年）

が「医療」であるとすると、対象である「病気」はどのようなものとして捉えるべきでしょうか。かつて病気（＝疾病）とは、「医師が病気と診断したものが病気である」と考えられていました。このような考え方は生物医学モデルとよばれ、健康とは病気でない状態、つまり病気の残余に過ぎないことになります。これに対し WHO の憲章[12]は、健康を「単に疾病がないとか虚弱でないとかを意味するものではなく、身体的にも精神的にも社会的にも完全に良好な状態にあること」と定義しています。この定義によれば、単に疾患がないというだけでは必ずしも「健康である」とは言えないことになります。WHO の定義のように、病気・健康を精神的側面と社会的側面を加えて総体的に捉えるモデルは、生物心理社会モデルとよばれます。

　また、疾病モデルと健康モデルという考え方もあります。疾病モデルは、健康状態をおもに疾病の有無やその軽重という観点から見ますが、健康モデルは、これに加えてどれほど健康か、どれほど健康が失われているのかという「健康」そのものにも着目します。その結果、疾病がなくとも、より健康状態を改善しようとする発想が生まれ、健康への取り組みが促進されることになりました。以上のような健康や病気に対する捉え方の変化は、治療の対象としての病気の範囲にも影響を与えました。それが、第 6 講のテーマの 1 つであった、医療化と脱医療化です。

（2）医療化と脱医療化

　医療化とは、かつては医療の対象とはみなされてこなかった現象が、医療の視点から捉え直され、場合によっては治療や予防の対象となることです。医療化の一例としては、第 6 講で取り上げた出産や注意欠如・多動症のほか、高コレステロール血症があげられます。血中コレステロール値が一定数以上であれば高コレステロール血症という病気であると診断されます[13]。血中コレステロール値が高くても、ただちに身体に不調を及ぼす訳ではありません

---

[12] WHO 憲章は、1946 年 7 月 22 日に世界 61 か国の代表が署名し、1948 年 4 月 7 日から効力が発生しています。

[13] 例えば、日本動脈硬化学会による「動脈硬化性疾患予防ガイドライン」の 2012 年版の診断基準では、LDL コレステロール値が 140 mg/dl 以上が、高 LDL コレステロール血症と診断されます。

が、虚血性心疾患という病気につながりうるという理由によって治療や予防の対象として扱われるようになりました。血中コレステロール値を測る技術が存在しなければ、高コレステロール血症という病気も生まれようがありません。つまり、技術の進歩と病気モデルの変化が医療化をもたらしたわけです。

　これに対し脱医療化とは、医療化されたものが再び医療の領域外へ移行することを意味します。第10講において詳述しますが、脱医療化の一例として同性愛があります。アメリカ精神医学会（American Psychiatric Association：APA）が作成する、精神医学領域の疾患・障害の診断と統計のためのマニュアル（DSM）の第2版（DSM-Ⅱ）では、同性愛が疾患の1つとして掲載されていましたが、その後APAの理事会は同性愛を診断名から削除するむねを決定しました。医療化や脱医療化は、病気とは客観的な事由のみに基づいて病気か否かが決定されるわけでなく、病気も1つの社会的存在であるということを示しています。

　また、健康状態を改善しようという取り組みを重視すること（健康モデル）は、代替医療の受診促進の一因でもあります。本邦で行われた調査において、代替医療を利用する一番の理由としてあげられたのが、「健康に良い、病気予防」であったことは[14]、その事実を端的に表していると言えるでしょう。

（3）事例としての PTSD

　医療化の事例の1つとされるのが、**心的外傷後ストレス障害**（posttraumatic stress disorder：**PTSD**）です。PTSDは「通常、ふつうに人間が人生を送るうえでは経験しないような心的外傷体験の後に生じる特徴的な症状であり、このなかには原因となった外傷体験の反復する再体験や外傷を思い起こさせるような刺激の回避、外的刺激に対する無感覚、さまざまな自律神経機能障害および認知障害、不快気分が含まれる」と定義されています[15]。阪神・淡路大震災や地下鉄サリン事件などでPTSDが社会的に注目されるようになりま

---

[14] 詳細は、広井良典（2013）『ケアとはなんだろうか　領域の壁を超えて』ミネルヴァ書房を参照。

[15] ステッドマン医学大辞典編集委員会編（2008）『ステッドマン医学大辞典・改訂第6版』、メジカルビュー社。

した。PTSD は、2013 年に発行された DSM-Ⅴにも診断名として記載されていますが、DSM に PTSD という診断名が記載されたのは、1980 年に発行された DSM-Ⅲが最初であり、その背景には、帰国後に恐怖感や睡眠障害といった種々の症状を訴えるベトナム帰還兵とその支援者たちの訴えと運動がありました。ベトナム戦争に参加したアメリカ兵たちは、母国に戻ってきた後も深刻な精神障害に悩まされ、1970 年代の前半頃、ベトナム帰還兵の反社会的行為や奇行などがたびたびニュースでも取り上げられていました。しかし、当時の DSM-Ⅱにはこれら帰還兵の症状に該当する診断名がないため、精神疾患と認定されず、治療や補償の対象とはされていませんでした。

このような状況下、精神科医の H.シュタインはベトナム帰還兵が苦しんでいる症状は「遅発性の広範な心的外傷」に起因しているとし、これを精神疾患の新たな分類として DSM へ追加するよう求めました。新たな診断は不要であるとの意見もありましたが、一方で心的外傷後ストレス障害のデータ収集も行われ、検討が重ねられました。また、PTSD という診断名を公式に認めることは、PTSD と診断された多数の復員兵の補償に対応するための予算と人員が必要となる事実を意味します。当該症状が精神疾患か否かという問題は客観的に判断されると考えられますが、以上のような政治的・社会的な要素にも種々の影響を受けながら、最終的に PTSD は診断名として DSM-Ⅲに追加されるに至ります。PTSD の事例は、「医療化」が単に医学的な問題に留まらない場合があることを指し示しています。

9.4 さまざまな代替医療　─音楽療法、温熱療法、アーユルヴェーダ、インフォーマルケア、宗教と医療

代替医療を「西洋医学に基づく近代医療以外の医療」と定義づけると、表9.1 に示すように[16]、本邦には数多くの代替医療が存在します。これら多数の代替医療のうち本書では、①音楽療法、②温熱療法、③アーユルヴェーダを取り上げ、また④インフォーマルケア、⑤宗教と医療の関係について概説し

---

[16] 今西二郎編集（2009）『医療従事者のための補完・代替医療（改訂第 2 版）』金芳堂。

ます。

表 9.1　補完・代替医療の種類

民間療法などの体系的医療	漢方、鍼灸、アーユルヴェーダ、チベット医学、ユナニ、その他各国の民族療法、ホメオパシー、自然療法、人智医学
食事・ハーブ療法	栄養補助食品、絶食療法、花療法、ハーブ療法、長寿食、菜食主義、メガビタミン療法
心を落ち着かせ、体力を回復させる療法	バイオフィードバック、催眠療法、瞑想療法、リラクゼーション、イメージ療法、漸進的筋弛緩療法
動物や植物を育てることで安楽を得る方法	アニマルセラピー、イルカ療法、園芸療法
感覚を通して、より健康になる療法	アロマセラピー、芸術療法、絵画療法、ユーモアセラピー、光療法、音楽療法
物理的刺激を利用した療法	温泉療法、刺激療法、電磁療法
外からの力で健康を回復させる療法	指圧、カイロプラクティック、マッサージ、オステオパシー、リフレクソロジー、頭蓋骨調整療法、セラピューティックタッチ
環境を利用した療法	森林セラピー（クナイプ療法）、スパセラピー、タラソセラピー（海洋療法）
宗教的療法	クリスタル療法、信仰療法、シャーマニズム

（1）音楽療法

　音楽療法は、人の音楽に対する反応を活かして、身体機能の向上や精神的安定、健康の維持や増進を行おうとする療法です。日本音楽療法学会は、音楽療法を「音楽のもつ生理的、心理的、社会的働きを用いて、心身の障害の回復、機能の維持改善、生活の質の向上、行動の変容などに向けて、音楽を意図的、計画的に使用すること」と定義しています。アメリカやイギリスでは比較的音楽療法が盛んであり、アメリカにおいては、資格を得た 5,000 人以上の音楽療法士が医療機関や福祉施設などで音楽療法を実践しているとされています[17]。本邦においても、日本音楽療法学会などが、民間資格として

---

[17] 詳細は、B.R.キャシレス著、浅田仁子、長谷川淳史訳（2000）『代替医療ガイドブック』春秋社を参照。

の「音楽療法士」の認定を行っています。音楽療法の効果の機序は必ずしも明らかになってはおらず、音楽療法のみで重大疾患が治癒するということは想定されませんが、一定の治療効果も報告されており、基本的に注意すべき副作用もないという利点があります。

（2）温熱療法

　明確な定義はありませんが、身体を温めることによって代謝を促進し、血流などの流れを良くする療法の総称が**温熱療法**です。温熱療法のなかにもさまざまな治療法があります。例えば温泉療法は、温泉によって刺激を与えて体全体の防御機能を高める治療法です[18]。日本温泉気候物理医学会が、一定の要件を満たした医師を「温泉療法医」として認定しており、2020年10月1日時点において993名の医師が温泉療法医または温泉療法専門医としての認定を受けています[19]。近代医療を学んだ医師の指導の下、それを補完する形で、おもに慢性疾患を対象に温泉療法が実施されています。がんに対する「ハイパーサーミア」も温熱療法の1つであり、ラジオ波またはマイクロ波を利用した局所・領域焼灼の場合には、健康保険の適用があります。

（3）アーユルヴェーダ

　アーユルヴェーダはインドの伝統医学であり、その起源は3,000年以上前にさかのぼり、最も古い歴史を有する医療体系の1つです。日本や欧米諸国では代替医療に位置づけられるアーユルヴェーダですが、インドにおいては制度的医療として扱われており、インド国内には100を超えるアーユルヴェーダ大学が存在しています。アーユルヴェーダの特徴は、病気の治療のみではなく、生活習慣の方向づけを行い、健康の維持との増進を目的としたシステムであるという点です。もっとも、食生活など各個人の状況をふまえて行う一種のテーラーメイド医療であるため、疫学的情報を最良の根拠とするEBMの考え方には馴染みにくいとの指摘もあります。また、アーユルヴェー

---

[18] 温泉療法は温泉浴にとどまらず、飲泉や食事などの物理療法を組み合わせて実施されることもあります。
[19] 日本温泉紀行物理医学会ホームページ参照。（https://www.onki.jp/doctor/about/）

ダにおいては鉱物または金属が含まれる薬が使用されることがあり、状況によっては身体に有害な影響を与えることも指摘されます[20]。本邦では日本アーユルヴェーダ学会によりアーユルヴェーダの普及活動が行われています。

（4）インフォーマルケア

インフォーマルケアとは「病院などの医療施設以外の場所で、医療専門職以外の人がケアを提供する」と定義され、もっとも身近なインフォーマルケアとしては、自宅での家族による介護などがあげられるでしょう。本講の冒頭で述べたように、医療を「病気に対する診断とそれに対する対処」であると考えた場合、インフォーマルケアも病気に対する対処である点で「医療」の一環であり、それが必ずしも近代医療に基づく対処のみに限られないことからすると、代替医療の1つと考えることが可能です。

（5）宗教と医療

近代医学が発展する以前、宗教と医療は密接に結びついており、日本でも、精神疾患への治療として加持祈祷などが実施されていたことは、宗教が医療と結びついていた一例です。宗教と関連する医療としては、シャーマニズム、クリスタル療法などさまざまなものがあり、信仰療法も宗教的医療の1つです。信仰療法とは、宗教的信条や信仰心を抱いたり、宗教的な聖地と言われる場所を訪れることによって、病気を取り除いたり、心身の回復をはかろうとする療法です。信仰療法の効果については科学的な根拠は示されておらず、信仰療法により近代医療では治癒が不可能な疾患を治癒できるという実証はありません[21]。もっとも、信仰と治療は患者のプラセボ効果[22]を引き出される手段となり得ますし、患者のQOL（quality of life）を改善する場合もある

---

[20] 2008年にアメリカで実施された研究によると、アメリカまたはインドで製造された193品目のアーユルヴェーダ薬を調査した結果、21%の製品に、1日摂取許容量の基準を超える鉛や水銀などが含まれていたと報告されています。（https://www.ejim.ncgg.go.jp/public/overseas/c02/03.html）

[21] そもそも宗教とは神や神聖とされるものに対する信仰や行事などの体系であり、根拠や実証にそぐわない場合が多いと言えます。

[22] プラセボ効果とは、偽薬（プラセボ）を投与された患者がそれに効果があると信じること等によって、観察可能な症状の改善が認められることを言います。

と考えられます。また本邦では、臨床宗教師とよばれる宗教者が終末期の患者の心理的ケアなどを行っており、2016（平成28）年2月に日本臨床宗教師会が設立され、2018（平成30）年3月から「臨床宗教師」の認定を行っています。

第 **10** 講

精神医療

　本講のテーマは精神医療です。精神医療の基礎となる精神医学は「精神疾患を抱える人たちを生物・心理・社会的に理解・診察・診断・治療・研究し、精神的・身体的健康を回復させ、より健康な生活を取り戻させることを目的とした医学の一分野」と定義されます[1]。第 9 講でも触れましたが、WHO は憲章前文で、健康を「病気でないとか、弱っていないということではなく、肉体的にも、精神的にも、そして社会的にも、すべてが満たされた状態にあること」と定義しています。つまり、健康であるというためには、精神的にも満たされた状態であることが必要であるということになります。

　高度に複雑化した現代社会において、精神医療への関心は高まっています。過去 15 年間において、精神疾患を有する入院者の数こそやや減少しましたが、外来患者数は 15 年前の約 1.73 倍と著しく増加しました[2]。パワハラを原因とするうつ病、大規模災害を経験したことによって発症した PTSD など、精神疾患と社会のあり様は、切っても切れない関係にあります。

　本講では、まず、①精神医療の歴史と「残余ルール」という概念について学び、ついで、②精神医療と刑法の関係を取り上げ、最後に、③精神医療の対象たる精神疾患についての社会学的な視点を概説します。

---

[1] 『医学大辞典(第 20 版)』1335 頁、南山堂、2015 年。
[2] 令和 4 年 6 月 9 日開催、「地域で安心して暮らせる精神保健医療福祉体制の実現に向けた検討会報告書について」参考資料（厚生労働省）。

10.1 精神医療の歴史 ―残余ルール

（1）精神医療の歴史

　現在でいう精神疾患に該当する症状の一部は、近代精神医学が成立する以前から認識されていました。例えば、「メランコリー」という言葉は古代ギリシア医学におけるメラノスコロス（黒胆汁）に由来します。もっとも、現代の精神医療は、古代医学ではなく、下記の「鎖からの解放」をその起源とするとの理解が一般的です。

　15 世紀以降のヨーロッパでは、精神の病に苦しむ人々は「狂人」「気の違った人」として、犯罪者や梅毒患者等とともに収容施設へ集められていました。収容施設の衛生環境は不十分であり、衣服や食べ物すら不足していたと言われています。18 世紀末から 19 世紀半ばになると、狂人、気の違った人と扱われていた人々は、精神の病にかかり苦しむ人々であるとされ、精神病院で治療とケアが行われるようになりました。フランスの医師である P.ピネル[3]は、フランス革命と同じ自由・博愛・平等の精神に基づき、精神疾患に苦しむ人々を「患者」として扱い、精神病者を鎖から解放したとされています[4]。ヨーロッパやアメリカでは公立の精神病院が各地に建てられるようになり、医師が精神病院において患者に対し、治療とケアを行うという精神医療制度が確立されました[5],[6]。

　一方、本邦では、精神病者は狐やもののけに憑かれた人々であるとし、仏教寺院において精神病者に対し加持祈祷や滝治療などが行われていました。

---

[3] フィリップ・ピネル（Philippe Pinel）は、1793 年にパリのビセートル病院の医長となった後、精神病者は患者であって、教育的な態度や労働を通した道徳的な治療を受けるべきであると主張し、精神病者が人道にかなった治療が受けられる道を開いたとされています。ピネルは、1795 年にサルペトリエール病院へ移り、その後パリ医科大学の教授に就任しました。

[4] 鎖からの解放はピネルが最初ではなく、フランス革命（1789 年）よりも以前に、すでに鎖からの解放は行われていたとの指摘もあり、誰が一番最初に鎖からの解放を行ったのかは確定していません。詳細は、小俣和一郎著『精神医学の近現代史 歴史の潮流を読み解く』誠信書房、2020 年を参照。

[5] 詳細は、S.パーカー（Steve Parker）著、千葉喜久枝訳『医療の歴史 穿孔開頭術から幹細胞治療までの 1 万 2 千年史』創元社、2016 年を参照。

[6] 詳細は、中川輝彦、黒田浩一郎編『現代医療の社会学 日本の現状と課題』世界思想社、2015 年を参照。

また、漢方や鍼灸などが治療として施されていたケースもありました（宗派により治療法は異なっていました）。江戸時代中期の漢方医である香川修徳は、臨床経験に基づき、精神疾患を驚、癲、狂に整理し、全体を総称して「瘨」としました。このように、近代医学が導入される以前から、精神疾患に対する一定の治療は本邦においても実施されていました。

　明治時代に入り、欧米の精神医学理論が導入されると、当時の首都の東京府では、精神病者は「狂病」を発した者であり、その家族が厳重監督すべきとされて徘徊が禁止され[7]、さらに精神病者を自宅に監置する手続きが定められました[8]。

　その後、全国的な法制度として**精神病者監護法**が1900（明治33）年に成立し、私宅監置が精神病者の拘禁場所として病院よりも優先し、筆頭に置かれることになりました。私宅監置は、自宅の一角などに監置室を設置して、そこに精神病者を監置し、家族が責任を負いつつ行政が公的に患者を管理する方法のことを言います。当時、精神病院の数が限られていたこともあり、「私宅の収容施設化」という本邦独自の制度による精神病者の監護が実施されることになりました[9]。もっとも、「私宅監置室」は、精神病者の資産や扶養義務者の扶養の程度に応じて相当の構造と設備を設けるとされていたため、農村漁村の中等以下の資産しか持たない家々が設置した私宅監置室の環境は劣悪だったと言われています[10]。1919（大正8）年には、公立の精神病院の設置を目的として、精神病院法が制定されましたが、財政難から公立病院の設置は進まず、私宅監置も継続されたため、精神病者の置かれている状況はあまり改善されませんでした。1950（昭和25）年に精神衛生法が制定されたことにより、精神病者監護法および精神病院法は廃止され、私宅監置も禁止されましたが、公立の精神病院の設置はなかなか進みませんでした。一方で、私立の精神病院の設立が推奨され、施設整備費や運営費を国が補助したこと

---

[7] 警視庁布達則第172号「狂病を発する者は其家族に於て厳重監護せしむ」（1874年3月28日）

[8] 警視庁布達則甲第38号（1878年5月31日）

[9] 精神病者監護法9条は「私宅監置室、公私精神病院及公私立病院の精神病室は行政庁の許可を受くるに非ざれば之を使用することを得ず」としています。

[10] 芹沢一也編著『時代が作る「狂気」精神医療と社会』朝日新聞出版、2007年。

と相まって、私立の精神病院の数が著しく増加しました。1954（昭和 29）年の時点では約 3.8 万床であった精神科病床数は、1964（昭和 39）年には約 15.4 万床にまで増えています[11]。

（単位：床／千人）

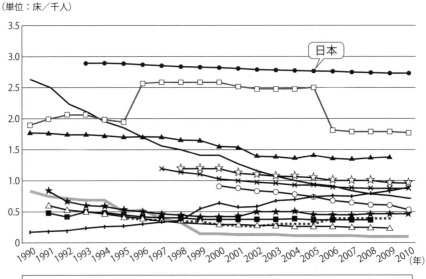

図 10.1　精神病床数（諸外国との比較）

2020（令和 2）年 10 月時点での本邦の精神病院の数は 1,059、精神病床の数（精神科病院と一般病院の精神科の病床数の合計）は 32 万 4481 床、2021（令和 3）年 10 月時点での精神病院の数は 1,053、精神病床の数は 32 万 3,502 床であり[12]、微減傾向にはあるものの、なお一般病院および一般病床に占める精神病院および精神病床の割合は先進国のなかでも高く、脱施設化の観点

---

[11] 公益社団法人日本精神神経科診療所協会『精神科診療所から見た精神科医療のビジョンプロジェクト報告書』2016 年。

[12] 詳細は、厚生労働省「令和 3（2021）年医療施設（動態）調査・病院報告の概況」を参照。https://www.mhlw.go.jp/toukei/saikin/hw/iryosd/21/index.html から閲覧可能。

からは批判の対象とされています（精神病床数に関する諸外国との比較は図
10.1 を参照[13]）。

（2）残余ルール

　精神医療の歴史は、「狂気」と解釈されていた事象を「精神疾患」と捉え、
医師による診断と治療の対象とした歴史であると言えます。

　これに対し、1950 年台フランスの哲学者ミシェル・フーコは精神医療に対
する批判的な立場から、「患者は鎖から解放されたが、その後は目に見えない
鎖＝道徳により再び拘束されてしまった」とし、反精神医学の先駆けともい
える主張を展開しました。1960 年頃からはアメリカの精神科医であるトーマ
ス・サスは「精神疾患は存在しない」として、精神疾患の存在そのものを否
定する説を明らかにしました。

　さらに、アメリカの社会学者である T.J.シェフは、社会や集団は一定のルー
ル（規範）を有しており、そのルールに違反した場合、そのルール違反に
応じたレッテル（評価）が与えられると述べました。これは例えば、本邦の
社会において人が物を盗んだ場合、刑法というルールに違反したものとして、
窃盗罪の犯罪者というレッテルが与えられるというものです。

　一方 T.J.シェフは、ある社会の文化には、言うまでもない、破ることなど
思いもよらない名前のない多種多様なルールが存在し、ルール違反に明白な
レッテルを貼ることのできない場合があるとも述べています。これは例えば、
我々の社会では、話をする人は相手の顔の方を向いて話すことを期待されて
いますが、つねに左側の一点を見つめて会話をするような人に対しては、「行
儀が悪い」ということに留まらず、「奇妙で異様な人物である」などといった
評価が与えられるといったものです。

　T.J.シェフは、精神医療制度への批判的な立場から、違反者に精神病とい
うレッテルが貼られるルールを**残余ルール**（residual rule-breaking）[14]と名づけ

---

[13] 詳細は、第 1 回 長期入院精神障害者の地域移行に向けた具体的方策に係る検討会
　　参考資料、平成 26 年 3 月 28 日（http://www.mhlw.go.jp/stf/shingi/0000046412.html）
　　を参照。

[14] 詳細は、T.J.シェフ著、市川孝一、真田孝昭訳『狂気の烙印』誠信書房、1979 年を
　　参照。

ました。**残余**とは、その文化に存在するルール全体から、明白なレッテルが
与えられるルール（例えば刑法）を除いた後に残されたものを言います。T.J.
シェフは残余に精神医学的な注意が払われた場合、当該行為は精神疾患と称
されると指摘し、精神病というレッテルを貼ることにつながる多様な種類の
名前のないルールを残余ルールと位置づけました。そのうえで T.J.シェフは、
「精神疾患」と診断されて治療が開始されると、医療者を含めた周囲の人々
はステレオタイプ化[15]された患者を期待し、患者もその期待に応える結果、
自己暗示を高めステレオタイプ化した精神疾患の症状が継続する、としまし
た。このような過程について T.J.シェフは「烙印をおされることによって開
始され、それ以上の烙印を避けるために引きこもり、その影響によって烙印
をおされるといった具合に円環をめぐってますます悪くなっていく悪循環」
と解釈しています[16]。

　T.J.シェフが残余ルールを指摘した目的は、精神疾患の現実を捉えるとい
うよりも、社会的な側面から精神疾患と精神医療を考察することにありまし
たが、この「精神疾患は名前のない社会規範の侵犯に対するレッテルである」
という残余ルールの指摘は当時の医療界に大きな衝撃を与えました。T.J.シ
ェフの残余ルールの理論を含む反精神医学は、精神疾患を狂気の医療モデル
とする当時の理論への異議申し立てとなり、後に精神疾患の脱施設化をうな
がす要因の 1 つになったと考えられています[17]。T.J.シェフが指摘した残余ル
ールは、1 つの事象についてさまざまな側面（それが一見極端な立場からで
あっても）から考察することの重要性を示していると言えるでしょう。

---

[15] ステレオタイプとは、特定の社会集団や社会の構成員の間で広範に受容されている
　　固定的・画一的なイメージを意味します（濱嶋朗、竹内郁郎、石川晃弘編『社会学
　　小辞典【新版増補版】』有斐閣、2005 年）。

[16] 本章脚注 14）99 頁参照。

[17] 欧米諸国においては 1960 年以降、精神病院を閉鎖したり病床数が縮小されたりす
　　る脱施設化運動が展開されましたが、その要因は向精神薬の開発という点に加えて、
　　精神病院が事実上長期の収容施設となっており、入院患者の権利が抑圧されている
　　との批判がありました。

10.2 精神疾患と刑法

　刑法（明治 40 年法律第 45 号）は、犯罪および刑罰を定めた法律です。精神を患っている人が刑法に違反し、その行動に精神疾患が影響していることがあります。このような場合、当該行為者をどのように処遇すべきでしょうか。精神疾患と刑法の現状とそのあり方を考えてみましょう。

（1）責任能力 ── 心神喪失と心神耗弱

　多くの方は、殺人や強盗事件などのニュースのなかで、「弁護側は、被告人[18]は事件当時、責任能力はなかったとして無罪を主張」「（犯行が行われたことは事実だが）被告人は、犯行当時心神喪失状態で刑事責任能力はなく、無罪が言い渡された」「裁判所は被告の完全責任能力を認めた」などのフレーズを聞いたことがあると思います。

　日本の刑法には、「心神喪失者の行為は罰しない」（刑法 39 条 1 項）、心神耗弱者の行為は、その刑を減軽する」（同 2 項）と定めた条文があります[19]。心神喪失、心神耗弱という言葉の意味は後述しますが、「罰しない」「減軽する」とあるように、心神喪失者は犯罪に該当するような行為であっても無罪となり[20]、心神耗弱者はその刑（刑罰）が軽くなります。なぜ、犯罪に該当するような行為であるにもかかわらず、無罪とされたり、刑が減刑されたりするのでしょうか。

　これは、禁止されている行為であることを理解しながら犯行に及ぶことが刑法上の非難に値するという刑法の建前によります。行為者が自分の行為の意味を理解し、その理解に基づいて自分の行動を制御することができる能力のことを責任能力と言いますが、刑法では、責任能力がないか、それが制限されている者に対し、責任能力を有する者と同様の処罰を行うことは認めら

---

[18] 犯罪の嫌疑を受け、検察官により公訴を提起された者を言います。なお、犯罪の嫌疑を受け、捜査の対象となっている者は被疑者とよびます。

[19] 奈良時代の大宝律令においても「癲狂者の犯罪はその罪を軽減する」との趣旨の条文がありましたが、現代の責任能力の考え方とは異なり、あくまで慈悲による減刑であったと理解されています（加藤久雄「医事刑法入門」1996 年東京法令出版）。

[20] 検察官が簡易な精神鑑定を実施し、その結果、行為者に責任能力がないと判断した場合、起訴がなされず、刑事裁判が行われないこともあります。

れていません。このような考え方を「責任なければ刑罰なし」と言い、近代刑法の大原則です[21]。そして、刑事司法において責任能力がないことを心神喪失と言い、責任能力が制限されていることを心神耗弱と言います。正確には、心身喪失は「精神の障害により事物の理非善悪を弁識する能力又はその弁識に従って行動する能力のない状態」を、心神耗弱は「精神の障害がまだこのような能力を欠如する程度には達していないが、その能力が著しく減退した状態」を言います[22]。

　刑法上の非難に値しなくとも、行為者が精神疾患により物事の是非を理解できない状況に置かれ続けた場合、再度、同様な行為に及ぶ可能性があります。それは行為者にとっても、社会にとっても不幸であるため、精神疾患に対し適切な治療を施して再発を予防するとともに、行為者の社会復帰を促進する必要があります。

　このような考えのもと、2003（平成15）年に「心身喪失等の状態で重大な他害行為を行った者の医療及び観察等に関する法律」（以下、「医療観察法」）が成立し、それに基づく入通院決定の制度が構築されました。医療観察法の大きな特徴は、本人の意思にかかわらず、その有する精神疾患に対し、入通院による治療を認めている点にあります[23]。

（2）医療観察法の概要とその問題点

　医療観察法は、行為者の病状の改善とそれにともなう同様の行為の再発防止およびそれによる行為者の社会復帰の促進を目的とします[24]。裁判所は、

---

[21] 1870（明治3）年に公布された、明治政府が作成した最初の刑法典である「新津綱領」でも、瘋癲（＝精神障がい者）の罪は減じるとされていました。（金川英雄著『日本の精神医療史』青弓社、2012年）

[22] 大審院1931（昭和6）年12月3日判決。戦前の判断ですが、現在でも本邦の通説や実務は、基本的にこの考え方を支持しています。

[23] 医療観察法は、犯罪に該当するような行為を行った者に対する処遇を定めていますが、同法の定める入通院は刑罰には該当しません。

[24] 医療観察法1条は「この法律は、心身喪失等で重大な他害行為（他人に害を及ぼす行為をいう。以下同じ）を行った者に対し、その適切な処遇を決定するための手続を定めることにより、継続的かつ適切な医療並びにその確保のために必要な観察及び指導を行うことによって、その病状の改善及びこれに伴う同様の行為の再発の防止を図り、もってその社会復帰を促進することを目的とする」と定めています。

心神喪失等で重大な他害行為を行った者に対し、精神科医による対象者の鑑
定結果や提出された資料などを踏まえて、その者の意思にかかわらず、強制
措置としての入院医療や保護観察所の観察下での通院医療を受けさせること
ができます。

　医療観察法が施行された 2005 年 7 月 15 日から 2021 年 12 月 31 日までの
地方裁判所における同法に基づく申し立ての審理の状況を図10.2に示します。
申し立て総数 5,715 件の内訳は、入院決定が 69%(3,932)、通院決定が 12%
(702)、医療を行わない旨の決定が 15%(866)、その他却下または取り下げ等
が 4%(215) という状況でした。約 80%の事例で、本法に基づいた入通院医療
が行われていることになります[25]。

終局処理人員総数	5,715
入院決定	3,932
退院決定	702
医療を行わない旨の決定	866
却下：対象行為を行ったとは認められない	14
却下：心神喪失者等ではない	166
取り下げ	32
申し立て不適法による却下	3

図 10.2　地方裁判所における医療観察法に基づく申し立ての審理状況

(2005 年 7 月 15 日〜2021 年 12 月 31 日)

　たしかに、精神疾患に対し医療観察法に基づく適切な医療が施され、行為
者の社会復帰が促進されることは、行為者にとっても、社会にとっても有益
です。しかし、医療観察法に基づく入通院は対象者に意思によらない医療を
強制し、対象者の行動の自由を制限する側面をもちます。

---

[25] 厚生労働省ホームページ、心身喪失者等医療観察法の審判の終局処理の状況を参照。
　(https://www.mhlw.go.jp/stf/seisakunitsuite/bunya/hukushi_kaigo/shougaishahukushi/sinsin
　/kettei.html)

心神喪失等の状態で重大な他害行為を行った者の 医療および観察等に関する法律（医療観察法）のしくみ

（制度は、法務省・厚生労働省共管）　平成 15 年 7 月成立・公布、平成 17 年 7 月 15 日施行

心神喪失等で重大な他害行為を行った者に対して、継続的かつ適切な医療並びにその確保のために必要な観察および指導を行うことによって、病状の改善および同種の行為の再発防止を図り、その社会復帰を促進するよう、対象者の処遇を決定する手続等を定めるもの。

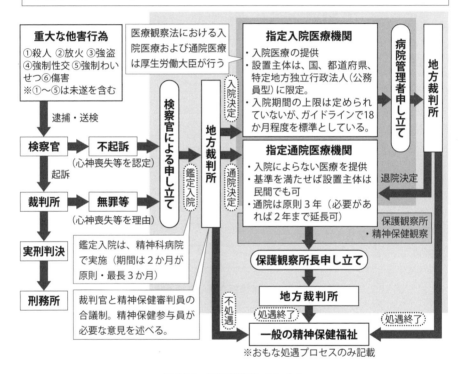

図 10.3　医療観察法のしくみ

　また、対象者の症状の「改善」を建前に、社会防衛を目的とした実質的な保安処分として機能する危険もはらんでいると言えるでしょう[26]。実際、医療観察法が国会で議論された際は「再び対象行為を行うおそれ」を、強制入院を決定する要件とする案が出されていました。

　医療観察法の対象となる「重大な加害行為」は、①殺人、②放火、③強盗、④強制性交等、⑤強制わいせつ、⑥傷害に限定されており、それ以外の行為の場合は医療観察法に基づく医療の対象にはなりません。対象をこの6つの行為に限定するのは、医療観察法に基づく医療が拡大しすぎるのを防ぐ趣旨です。

　近年の医療では、インフォームド・コンセントに代表されるように、患者の自己決定権としての同意が尊重されています。一般論として、医療にはメリットだけではなくデメリット（医薬品による副作用、侵襲的治療による苦痛など）もあり、長期の入院は人身の自由を大きく制限する訳ですから、安易な入通院決定は、行為者の意思を無視してメリットを上回るデメリットを与え、人身の自由を制限するものとして人権侵害につながる可能性があります[27]。入通院の判断権をもつ裁判所はもちろん、「医療を受けさせる必要があるか否かについて」の鑑定を担当する医療者にも、責任と慎重な判断が求められます（医療観察法の仕組みについて、図 10.3 参照[28]）。

---

[26] 保安処分とは、社会防衛や治安の維持を目的として、将来に予測される危険性を根拠に行われる、自由のはく奪または制限をともなう処分のことを言います（森田洋司監修『医療化のポリティクス』学文社、2006 年）。「将来の危険性」を正しく予測することは極めて困難であり、そのような不確実な「将来の危険」を理由として、自由をはく奪することは適当ではないと考えられています。

[27] 医療観察法に基づく入通院決定には、精神障害の「改善の可能性」が認められる必要がありますが、それは予測的な判断にならざるをえません。不確実な予測に基づく安易な改善可能性の認定は、対象者の人権侵害につながりえることには注意が必要です。

[28] 詳細は、厚生労働省ホームページ「心神喪失者等医療観察法」（http://www.mhlw.go.jp/bunya/shougaihoken/sinsin/gaiyo.html）を参照。

10.3 精神医療の対象たる精神疾患

　第 6 講で取り上げたとおり、同性愛はかつては「精神疾患」であり、「治療の対象」とされていました。これに対し、1969 年後半頃から、同性愛は疾患ではないと主張する人々が、アメリカ精神医学会（American Psychiatric Association：APA）の総会に参加して自分たちの見解を示すようになり、最終的に APA の全学会員を対象とした投票を経て、同性愛は DSM（精神医学領域の疾患・障害の統計のためのマニュアル）から削除されました[29]。身体疾患が投票によって疾患でなくなる、ということは通常考えられません。同性愛の脱医療化は、精神疾患が社会や文化の影響を強く受ける場合があることの 1 つの証左です。このような点が、そもそも精神疾患は身体疾患と同じ位置づけとしての「疾患」といえるのか、という疑問が呈される一因といえます。

　医療観察法の問題点としても、精神医療は治療効果の予測が一般医療に比べて難しい（患者ごとに治療効果に幅がある）にもかかわらず、「この法律による医療を受けさせる必要」があると司法が認めれば、強制入院等が認められる、つまり不確実な「予測」に基づいた強制入院等が行われているのではないか、という点が指摘されています。

　一方で、冒頭に述べたとおり、精神疾患を有する外来患者は増加しており、新たな向精神薬も次々に開発されています。是非は別として精神医療が現代においてかかせない「医療」であることも事実です。社会や文化との関係が極めて密接であることが、精神疾患とこれを対象とする精神医療の特徴であるといえるでしょう。

---

[29] WHO は「疾病及び関連保険問題の国際統計分類（International Statistical Classification of Diseases and Related Health Problems：ICD）」の第 10 版において、「同性愛はいかなる意味でも治療の対象とはならない」と述べています。

第 **11** 講
ジェンダーと医療

　本講では、ジェンダーと医療について概観します。

　皆さんは「男らしい」または「女らしい」というと、どんな特徴をイメージしますか。ある調査では[1]、男らしさ、女らしさの特徴として、男らしさには「自分の判断や能力を信じている」「自己主張的な」「はっきりした態度がとれる」などが、女らしさには「従順な」「情愛細やかな」「困っている人への思いやりがある」「傷ついた心をすすんで慰める」「子ども好きな」などがあげられています。これらの男らしさ、女らしさの特徴は、従来「自然なこと」と捉えられてきました。生物学的に男性であれば、当然に男性的な特徴としての男らしさを有しており、生物学的に女性であれば、当然に女性的な特徴としての女らしさを有していると考えられていたのです。つまり、男らしさや女らしさは生まれついてのものであると認識されていました。

　しかし、1960 年代に欧米諸国で展開された第 2 期フェミニズム運動[2]において、男らしさや女らしさは社会的に構築された観念にすぎないとされ、男らしさ、女らしさからの解放が主張されました。その結果、生物学的な性を表す「セックス（sex）」とは異なる「**ジェンダー（gender）**」という概念が成立しました。ジェンダーは、社会的文化的に作られる性別、性差であり、社会的な性とも言われます。WHO はジェンダーを「女性と男性のグループ間の規範、役割、関係など、女性と男性の社会的に構築された特性を意味し、

---

[1] BemS.L.:The measurement of psychological androgyny. Journal of Consulting and Clinical Psychology. 性的役割を測定する尺度として Bem Sex Role Inventory: BSRI 日本語版を参照。

[2] 19 世紀から 20 世紀初頭にかけて女性の法的権利の拡張（例：女性の参政権）を求めたものが第 1 期のフェミニズム運動であり、実質的な男女平等などを求めた運動が第 2 期のフェミニズム運動であるとされています。

ジェンダーの規範、役割、関係は社会ごとに異なり、時間とともに変化する」と定義しています[3]。つまり、「男らしさ」「女らしさ」は生まれながらにして決定づけられる生物学特性ではない、ということです。

　この社会的な性としてのジェンダーと医療との関わりが本講のテーマです。まず、医療化の対象としての性について概観します。ついで、医療の担い手としての性、家族と病について概観しましょう。

11.1 医療化の対象としての性 ―性同一性障害

　精神疾患の 1 つとされていた同性愛は、DSM-Ⅲで削除されました。これに対し、DSM-Ⅲから新たに追加されたのが**性同一性障害**（Gender Identity Disorder）です。性同一性障害は、かつては社会的逸脱（＝社会や集団の公式・非公式の規範に反する現象）でしたが、その後医療化され、診断と治療の対象とされました。

　本邦における法的な意味での性同一性障がいは「生物学的には性別が明らかであるにもかかわらず、心理的にはそれとは別の性別であるとの持続的な確信をもち、かつ、自己を身体的及び社会的に他の性別に適合させようとする意思を有する者」と定義されています（性同一性障害者の取扱いの特例に関する法律 2 条、以下「特例法」と言います）。2004（平成 16）年に施行されたこの特例法は、性同一性障害と診断され、以下の要件を満たした場合に限り、家庭裁判所の審判を経て戸籍上の性別を変更することができると定めています（同法 3 条 1 項）。

① 20 歳以上であること
② 現に婚姻をしていないこと
③ 現に未成年の子がいないこと
④ 生殖腺がないことまたは生殖腺の機能を永続的に欠く状態にあること
⑤ その身体についてほかの性別にかかわる身体の性器にかかわる部分に近似する外観を備えていること

---

[3] https://www.who.int/news-room/questions-and-answers/item/gender-and-health（WHO ホームページ）

　特例法に基づき性別変更が認められた人の数は年々増えており、これまで1万人近くの人の性別変更が認容されています。

　もっとも、性別変更が認められるための要件を満たすことは容易ではありません。既述④および⑤の要件を満たすためには、多くの場合で手術が必要だからです[4]。具体的には、MtF（Male-to-Female、生物学および戸籍上は男性とされているが、自身は女性であると認識している人）では、精巣の摘出、陰茎の切除、造膣および外陰部形成が、FtM（Female-to-Male、生物学および戸籍上は女性とされているが、自身は男性であると認識している人）では、子宮卵巣の摘出、膣の閉鎖および陰茎形成が必要になります。つまり、戸籍上の性別の変更のためには、本人が希望していなくてもこれらの手術が必要となるため、自己決定権の観点から同法3条1項の定める④や⑤の要件を問題視し、改正を求める声が絶えません。現に「本人が望まなくとも手術を余儀なくする現行の特例法の規定は、憲法13条等に違反する」として訴訟が提起されましたが、平成31年の時点では、最高裁は、本規定は現時点では憲法13条、14条1項に違反するとは言えないと判示しました（最高裁決定平成31年1月23日決定、民集261号1頁）。もっとも、判決に携わった最高裁の一部判事は、「現時点では、憲法13条に違反するとまではいえないものの、その疑いが生じていることは否定できない」との補足意見を述べ、④および⑤の要件が変更または削除の可能性が示唆されていました。

　そして令和5年10月25日、最高裁は、④を性別変更の要件とする現行の規定は、「性同一性障害者に対し、身体への侵襲を受けない自由を放棄して強度な身体的侵襲である生殖腺除去手術を受けることを甘受するか、又は性自認に従った法令上の性別の取扱いを受けるという重要な法的利益を放棄して性別変更審判を受けることを断念するかという過酷な二者択一を迫るもの」であって憲法13条に違反する、と判示しました（最高裁大法廷令和5年10

---

[4] FtMの場合、卵巣が切除されている場合だけでなく、放射線治療や何らかの医学的疾患などで卵巣機能が永続的に欠けていれば④の要件を満たすとされます。また、⑤についてもFtMの場合、ホルモン療法によって陰核が肥大し、マイクロペニス様の外観を呈していれば要件を満たすとされる場合があります。

月 25 日決定)。同大法廷判決を受け、現在特例法の改正が検討されています[5]。一方、⑤の要件については、審理が尽くされていないとして、事件が広島高等裁判所に差し戻されており、⑤の要件が憲法違反となるかについては、まだ結論が出ていません。

そもそも、性同一性障害が精神疾患に該当するのかという問題もあります。これは、生物学的な性別と心理的な性別が異なっていても、それは性的なあり方の 1 つにすぎず、疾患にはあたらないのではないかという問題です。1994年に発行された DSM-Ⅳでは、性同一性障害の診断基準に、新たに「その障害は、臨床的に著しい苦痛または、社会的、職業的またはほかの重要な領域における機能の障害を引き起こしている」という記述が追加されました。生物学的な性別と心理的な性別が異なっていても、それが苦痛や障害を引き起こしていないのであれば、性同一性障害には該当しないとされたのです。性同一性障害と混同される概念として、**トランスジェンダー**があります。トランスジェンダーは、出生時に割り当てられた性別と性自認が異なる場合です。

2013（平成 25）年に発表された DSM-Ⅴでは、疾患名が「性同一性障害」から「性的違和(Gender Dysphoria)」に変更され、障害（disorder）という言葉は削除されました[6]。さらに、ICD-11 (International Statistical Classification of Diseases and Related Health Problems の第 11 版) は性同一性障害を精神疾患から外して、「性保険健康関連の病態」とし、名称も「性別不合（Gender incongruence)」とされました。性同一性障害につき、生物学的な性と心理的な性との不一致を肯定するいわゆる第三の性を主張する論者も出現し[7]、DSMや ICD の変遷と合わせると、性同一性障害については、近年脱医療化の傾向が認められます。今のところ本邦では「性同一性障害」という呼称は維持さ

---

[5] 日本国憲法 97 条は、憲法に反する法律等は効力を有しないと定めます。もっとも、最高裁が法律を憲法違反であると判示しても、それによって直ちに憲法違反とされた法律が改正（変更）される訳ではありません。

[6] DSM-Ⅴ では、診断名のみでなく診断基準も変更されましたが、「性的違和」を引き続き精神疾患として扱っています。

[7] 針間克己、平田敏明編著『セクシャル・マイノリティへの心理的支援 同性愛、性同一性障害を理解する』岩崎学術出版社、2014 年に詳しい。

れていますが、ICD-11 の見直しを受け、必要な対応を進めるむねが明らかにされました。

11.2 医療の担い手としての性

本邦の医療職は国家資格に限定しても多岐にわたりますが、助産師を除き、性別による制度的な制限はありません[8]。もっとも、実際には職種によって男女の比率に大きな差が存在します。ここでは医師と看護師を比較しながら、ジェンダーと医療の担い手について概観します。

医師になるためには、医師国家試験に合格する必要があり、国家試験を受験するためには大学の医学部を卒業し、受験資格を得なければなりません。医師の資格に性別の限定はありません。2020（平成 30）年において就業している医師の総数は 33 万 9,623 人であり、そのうち 26 万 2,077 人が男性、7 万 7,546 人が女性であり、女性の医師は全体の 2 割程度です。

看護師になるためには、看護師国家試験に合格しなければならず、国家試験を受験するためには、大学や専門学校を卒業し、受験資格を得る必要があります。看護師の資格にも性別の限定はありません。かつて女性の看護師は「看護婦」と呼称され、その資格について定めた法律の名称は「保険婦助産婦看護婦法」でした。「婦」は夫のいる女性などを意味する字であり、「看護」が女性の職務であることが当然の前提とされていたことが、法律の名称からも容易にわかります[9]。この法律は、2001（平成 13）年の法改正によって「保健師助産師看護師法」に変更され、**看護師**という名称が用いられるようになりました。2020（令和 2）年時点で就業している正看護師、准看護師、保健師および助産師の総数は 165 万 9,035 人であり、そのうち男性は 12 万 6,689 人と全体の 1 割未満です（図 11.1）。看護師の男女比は圧倒的に女性に偏っ

---

[8] 現行法上、「『助産師』とは、厚生労働大臣の免許を受けて、助産又は妊婦、じょく婦若しくは申請時の保健指導を行うことを業とする女子をいう」と規定されており、男子が助産師になることはできません。（助産師保健師看護師法 3 条）
[9] 法改正以前の男性の看護師は、「看護士」という漢字があてられていました。

ており、医師のそれとはまったく異なっています[10]。

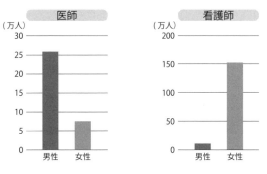

図 11.1 医師と看護師の男女比

　医師では男性の比率が、看護師では女性の比率が圧倒的に高く、医師は男性、看護師は女性という性別による役割分業の存在が見て取れます。この役割分業は、明治時代に西洋医学と近代医療制度が導入されたときに普及したとされます[11]。1903 年に出版された『女子職業案内』において、「看護師」は「温順親切な」女性の特性を利用できる職業として紹介されていました[12]。女性は生まれながらにして「温順親切」であるから、看護は女性の役割であるという認識が当然の前提とされていることが、わかります。その後も「男性は外で働き、女性は家庭を守るべきである」という強固な固定観念の下、この家父長制的なジェンダーバイアスが、医療現場の中心である医師は男性、医師に従属して補助する看護師は女性、という性別による分業をさらに後押ししました。女性医師および男性看護師は徐々に増えつつありますが、「医師＝男性」、「看護師＝女性」という観念はいまだ日本社会に残っているように

---

10) 2016（平成 28）年における就業している男性の看護師・保健師・准看護師の総数は 10 万 7,470 人、2018 年におけるそれは 11 万 8,284 人、2018（平成 30）年における女性医師の数は 7 万 1,758 人ですから、男性の看護師および女性の医師は増加傾向にあります。「平成 30 年衛生行政報告例（就業医療関係者の概況）」および「平成 30 年　医師・歯科医師・薬剤師調査の概況」（いずれも厚生労働省）

11) 山崎裕二「男性看護職の歴史的変遷と現在」看護教育 52 巻 4 号、医学書院、2011 年を参照。

12) 現代からみればジェンダーバイアスの強い記述に読めますが、当時は専業主婦ではなく仕事をしている女性の存在自体が珍しい時代であり、そのような時代背景も踏まえる必要があります。

思われます。もっとも実臨床では、患者が男性の看護師または女性の医師を希望する場合もあります[13]。

11.3 家族と病

皆さんも風邪などで体調を崩したとき、家族に看病してもらった経験があるでしょう。家族によるケア[14]は、現在でも多くの場合、母親などの女性が担っています。この節では、家族によるケアとジェンダーについて考えてみましょう。

（1）家族によるケアとジェンダー

1992（平成 4）年に当時の総理府が実施した「男性は外で働き、女性は家庭を守るべきである」という考え方に関する調査において、回答者の 23％が「賛成」、37.1％が「どちらかといえば賛成」と答えました。一方、「反対」および「どちらかといえば反対」の合計は 34％であり（残りの 5.9％は「わからない」と回答）、実に 6 割以上の人が女性は家庭を守るべきであると考えていました。

その後、2019（令和元）年に内閣府が実施した同様の調査では、「賛成」または「どちらかといえば賛成」の合計が 35％、「反対」または「どちらかといえば反対」の合計が 59.8％となり、2022（令和 4）年においては、「賛成」または「どちらかといえば賛成」の合計が 33.5％、「反対」または「どちらかといえば反対」の合計が 64.3％と、反対が初めて 60％を上回りました[15]。

[13] あくまでケースバイケースですが、例えば、思春期の男性患者の場合は、女性の看護師よりも男性の看護師を希望するということが考えられますし、産婦人科を受診する患者が女性医師を希望する場合などが考えられます。

[14] 本講における「ケア」には、病人や乳児、障がい者など、自分だけでは日常生活をおくることが困難な人の世話をすることを意味し、高齢者に対する介護も含まれます。

[15] 1992（平成 4）年の調査結果は、2014（平成 26）年度実施の「女性の活躍推進に関する世論調査」を参照。
（https://survey.gov-online.go.jp/h26/h26-joseikatsuyaku/zh/z01.html）
2019（令和元）年および 2022（令和 4）年の調査結果は、令和 4 年度「男女共同参画社会に関する世論調査」を参照。
（https://survey.gov-online.go.jp/r01/r01-danjo/index.html）

前述の考え方は徐々に薄れつつあると言えそうです。しかし、いまだに 3 人に 1 人が有しているジェンダーバイアスの 1 つであると言えます。

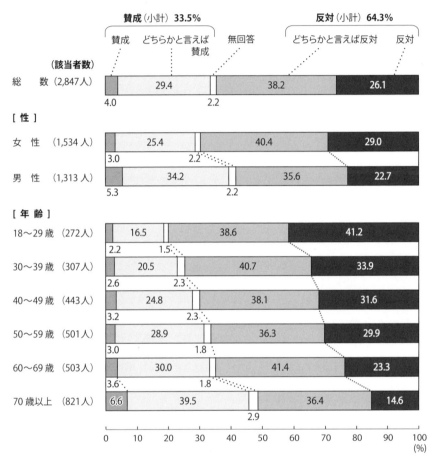

図 11.2　「夫は外で働き、妻は家庭を守るべきである」という考え方に対する意識

　女性は家庭を守るべきだという考え方は、そのまま、家族のケアの担当者は女性（母・妻・娘）の役割であるという考え方につながります。厚生労働省が公表した令和 2 年版高齢社会白書によると、要介護または要支援の認定を受けた人（以下「要介護者等」と言います）からみると、介護者の 65％は

女性であり、男性は 35% と女性の約 3 分の 1 にとどまりました[16]（図 11.3）。

　男性の平均寿命は女性のそれと比べて約 6 年短いため[17]、妻が夫を介護する場合が、夫が妻を介護する場合よりも多くなることは予測できます。そのため、女性は家庭を守るべきだという考え方のみが介護者の 7 割以上を女性が占めることの理由であるとは言えないのかもしれません。

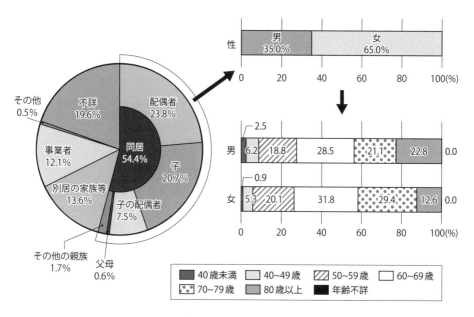

図 11.3　要介護者からみた介護者の続柄や性別

　また、介護者の 3 分の 2 が女性であるとしても、介護者の属性の変化がないわけではありません。平成 12 年の「介護サービス世帯調査の概況」によると、要介護者の介護を実子が担っている場合（全体の 28.4%）に、息子が介護者である場合は 9.2% ですが、娘が介護者である場合は 19% と 2 倍以上で

[16]　内閣府「令和 2 年版高齢社会白書」34 頁を参照。
　　　（https://www8.cao.go.jp/kourei/whitepaper/w-2020/zenbun/02pdf_index.html）
[17]　2019（令和元）年における、本邦の男性の平均寿命は 81.41 歳ですが、女性の平均寿命は 87.45 歳という結果でした。
　　　（https://www.mhlw.go.jp/toukei/saikin/hw/life/life19/index.html）

した[18]（表11.1）。これが令和元（2019）年時点では、実の息子が介護を担っているケースは17.8%にまで上昇しています。娘が介護者である場合は20.4%であり、この19年間でその差は著しく縮まったといえます[19]。

では、義理の息子または娘が介護を行っている場合についてはどうでしょうか。平成12年の段階では、全体28%のうち、男性（義理の息子＝夫）が介護者の場合は0.3%にすぎず、27.7%が女性（義理の娘＝妻）という結果でした。令和元（2019）年でも全体の13.7%のうち、男性（義理の息子＝夫）が介護者の場合はわずか0.5%、13.2%が女性（義理の娘＝妻）という結果であり、数字に大きな変化は認められませんでした。

表11.1 要介護者からみた介護者の続柄

【平成12年】

総数	100.0(%)
配偶者	29.8
男	8.2
女	20.8
子	28.4
男	9.2
女	19.0
子の配偶者	13.7
男	0.5
女	13.2
父母	0.1
その他の親族	3.0
その他	1.8

【令和元年】

総数	100.0(%)
配偶者	44
男	15.7
女	28.3
子	38.2
男	17.8
女	20.4
子の配偶者	13.7
男	0.5
女	13.2
父母	0.1
その他の親族	4.0

こうした結果から、義理の息子または娘が介護担う割合が著しく減少している点が指摘できます。介護は実子が担うもの、という意識は着実に強まったといえるでしょう。さらに、実子間に限っては「介護は娘が担うべきである」との意識は相当に弱まったといえます。実子間における介護のジェンダー格差は小さくなっているといえます。

---

[18] 2000（平成12）年「介護サービス世帯調査の概況」。
 （http://www.mhlw.go.jp/toukei/saikin/hw/kaigo/setai00/index.html）
[19] 2020（令和2）年「令和元年国民生活基礎調査」厚生労働省

一方で、義理の息子または娘が介護を担っている場合を比較すると、義理の娘が介護を担っている場合が圧倒的です。上記の通り、性別のみで比較した場合、介護者の66％（約3分の2）は女性であり、依然として介護を代表とする家族へのケアと女性とは強く結びついていると評価せざるを得ません。配偶者による介護の割合も著しく増加しており、いわゆる老々介護（特に妻が夫を介護するケース）の傾向が認められます。改善の兆しはみえるものの、ケアにおけるジェンダー格差はいまだに大きいと言えそうです。

（2）今後の家族ケアのあり方

本邦の国民の平均寿命は医療の発展とあいまって顕著な伸びをみせ、社会の高齢化が進んでいます[20]。介護保険制度における要介護または要支援の認定を受けた人は、2017（平成29）年度末時点で628.2万人であり、2008（平成20）年度末から175.9万人も増加しました[21]。介護期間の長期化とあいまって、近年「介護を行う者の負担」が大きな社会問題になっています。

介護の負担は、それを担当する家族に重くのしかかり、それ以外の家族との間に格差を生み出します。本邦では、現時点でも介護を女性が担うことが多いため、その負担には性差が存在すると言えるでしょう。介護者も、自分自身の人生を歩むものとして尊重されるべき個人であることは言うまでもありません。2000年に施行された介護保険制度の趣旨の1つは、介護を社会全体で担おうとするものです。もっとも、介護保険制度は家族が介護の主体であることを抜本的に変更した訳ではありません。どのような介護サービスを利用するかを判断し、決定するのはあくまで介護者の家族であり、「介護の一切から解放」されることは、制度設計としてそもそも予定されていません。

今後も引き続き、介護する者とされる者の双方にとって望ましい「介護」のあり方が検討される必要があります。

---

[20] 2019年10月1日現在、65歳以上の高齢者人口は3,589万人であり、高齢者の総人口に占める割合は28.4％となっています。前掲脚注16）2頁参照。

[21] 前掲脚注16）31頁を参照。

第 **12** 講

薬害と薬事行政

　本講では薬害と薬事行政について概観します。これまでも、糖尿病や高脂血症などの生活習慣病が認知されるなど、健康に対する国民の意識は向上の一途をたどってきました。そして、2020 年に新型コロナウイルスの感染が本邦においても初めて確認されたことにより、国民の健康意識はより高まったといえます。テレビやラジオでは、生活習慣病の予防・治療といった健康問題を取り扱う番組が増加し、健康食品やサプリメントの宣伝広告も盛んです。新型コロナのワクチンや治療薬のニュースが盛んに報道されていたことは、記憶に新しいでしょう。我々の健康を支えるうえで医薬品が重要な役割を担っていることに異論はあまり出ないのではないかと思われます。医療機関を受診すれば医薬品が処方されることも多く、ドラッグストアで風邪薬や栄養ドリンクを購入したことがある人もいるでしょう。臨床現場においても、医薬品なくして適切な手術や検査の実施は不可能です。一方で、薬は人体に対し、必ずしも好ましい生理作用のみを生じさせるとは限りません。「薬」を逆から読むと「リスク」になりますが、ほぼすべての薬に好ましくない生理作用（一般に「副作用」や「有害事象」などとよばれます）の危険があります。薬事行政とは、「薬」にリスクがあることを前提として、医薬品の有効性や安全性を確保すること等を目的に国が行う行政全般を意味します。過去においては、薬による好ましくない生理作用がたびたび社会問題化しました。これがいわゆる「薬害」です。

　本講では、①本邦における薬害の歴史を学んだうえで、②本邦の薬事行政、特に医薬品の開発プロセスを概観します。

12.1 本邦の薬事行政

　日本の現行法制度上、皆さんの口に入るものは食品か薬のいずれかに必ず
分類されています[1]。このうち、「薬」に該当するものは、「医薬品、医療機
器等の品質、有効性及び安全性の確保等に関する法律」（昭和 35 年 8 月 10 日
法律第 145 号、以下、「薬機法」と略します）による厳格な規制に服します[2]。

　薬の開発は 19 世紀のドイツにさかのぼります。基礎医学の発展により、さ
まざまな化学物質が開発され、製薬企業の成長とともに世界に流通するよう
になりました。しかし、上記の通り、薬による好ましくない生理作用が薬害
として社会問題化することもあります[3]。最も有名な薬害は 1950 年代後半か
ら 1960 年代前半にかけて全世界的[4]に問題となった**サリドマイド**による胎児
性障害でしょう（図 12.1）[5]。

　おそらく皆さんもこれまで一度は耳にしたことがあるのではないでしょ
うか。このあまりに有名なサリドマイド事件は欧米諸国において国家による
医薬品規制システムが構築されるきっかけになりました。

　しかし現在では、サリドマイドは多発性骨髄腫などの疾患に優れた治療効
果があるとして臨床で使用されています[6]。薬はリスクを認識し、正しく使
用すれば私たちにとって大きな効果をもたらす一方、使用法を誤れば大きな
被害をもたらします。サリドマイド薬害事件はそのことを私たちに知らしめ
ました。

---

[1] 食薬区分と言います。当該製品が医薬品に該当する否かは、使用目的を基準として
判断されます。

[2] 2014 年 11 月 25 日に「薬事法」が名称変更され、「医薬品、医療機器等の品質、有効
性及び安全性の確保に関する法律」となりました。「薬機法」「医薬品医療機器等法」
などと略されます。

[3] 薬害の明確な定義は存在しません。

[4] サリドマイドは、アメリカ合衆国でも販売が予定されていましたが、医師であり、
当時アメリカ食品医薬品局（FDA）の医務官であったフランシス・ケルシーが安全
性に疑問を持ち、販売を承認しませんでした。その結果、アメリカ合衆国ではサリ
ドマイドは発売されませんでした。

[5] サリドマイドがつわり止め等として妊婦に処方された結果、障害をもった胎児や死
産が世界的に頻発し、本邦でも薬害として社会問題化しました。

[6] 日本においても 2008（平成 20）年から多発性骨髄腫の治療薬として認められています。

- 無肢症（両側全上肢が欠損しているもの）
- 海豹肢症（肩部から手が出ているもの）

- 前腕障害、内反手（橈骨、損指側欠損）

- 損指三指節症（損指の指節骨が3つあるもの）

- 奇肢症（上肢短縮）

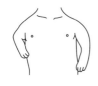

- 損指低形成症（損指球筋の低形成、橈骨側欠損）

- 聾（90デシベル以上の高度難聴）
- 無耳症
- 小耳症

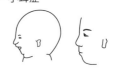

図12.1　サリドマイド胎芽病

(http://medical.radionikkei.jpより)

　サリドマイド事件はスモン事件[7]とともに1979（昭和54）年の旧薬事法改正のきっかけとなり、日本においても医薬品の安全性と有効性の評価における国家の役割が明確に規定されることになりました。改正前の旧薬事法の目的は、おもに不良品の選別を念頭に置いたものであったため[8]、この改正は日本の医薬品規制の歴史上画期的なものであったといえます。その後、本邦でも医薬品の規制システムの構築が進み、1996（平成8）年には後述するGCP（Good Clinical Practice）省令が規定され、2004（平成16）年に**医薬品医療機**

---

[7] キノホルム剤（整腸剤）を服用した人に、視力障害等の被害（スモン）が生じた薬害事件です。昭和46年以降、国と製薬企業を被告とした訴訟が全国の地方裁判所に提起されました。国の責任を認める判決が相次いだことを踏まえ、昭和54年9月、国はスモンの原因がキノホルムであることを認め、恒久対策を実施することを内容とする和解が成立しました。全国のスモンの患者数は1万人以上とされています。

[8] 薬局開設距離制限事件の判決（最判昭和50年4月30日）で詳述されています。

器総合機構（Pharmaceuticals and Medical Devices Agency：**PMDA**)[9]が発足し、現在では欧米諸国と同等に薬の有効性と安全性が担保される規制システムが運用されています。

　本講では、日本における薬害の歴史と、おもに医薬品の開発プロセスについて学びましょう。

12.2　薬害の歴史

　図 12.2 に、本邦における代表的な薬害を示します。

- ・ジフテリア予防接種による健康被害
- ・キノホルム製剤によるスモン
- ・サリドマイドによる胎児性障害
- ・クロロキン網膜症
- ・陣痛促進剤による健康被害
- ・解熱剤の筋肉注射による大腿四頭筋拘縮
- ・非加熱血液製剤による HIV 感染症
- ・血液製剤による C 型肝炎ウイルス感染症
- ・MMR ワクチン接種による無菌性髄膜炎
- ・ヒト乾燥硬膜の使用によるクロイツフェルト・ヤコブ病

　ジフテリア予防接種による健康被害と MMR ワクチンによる無菌性髄膜炎は第 13 講「予防接種」のところで触れます。本講では、クロロキン網膜症、非加熱製剤による HIV 感染症とソリブジン事件を概観します。

---

[9] PMDA は、医薬品の副作用や生物由来製品を介した感染等による健康被害に対して、迅速な救済をはかり（健康被害救済）、医薬品や医療機器などの品質、有効性および安全性について、治験前から承認までを一貫した体制で指導・審査し（承認審査）、市販後における安全性に関する情報の収集、分析、提供を行う（安全対策）ことを通じて、国民保健の向上に貢献することを目的としています。

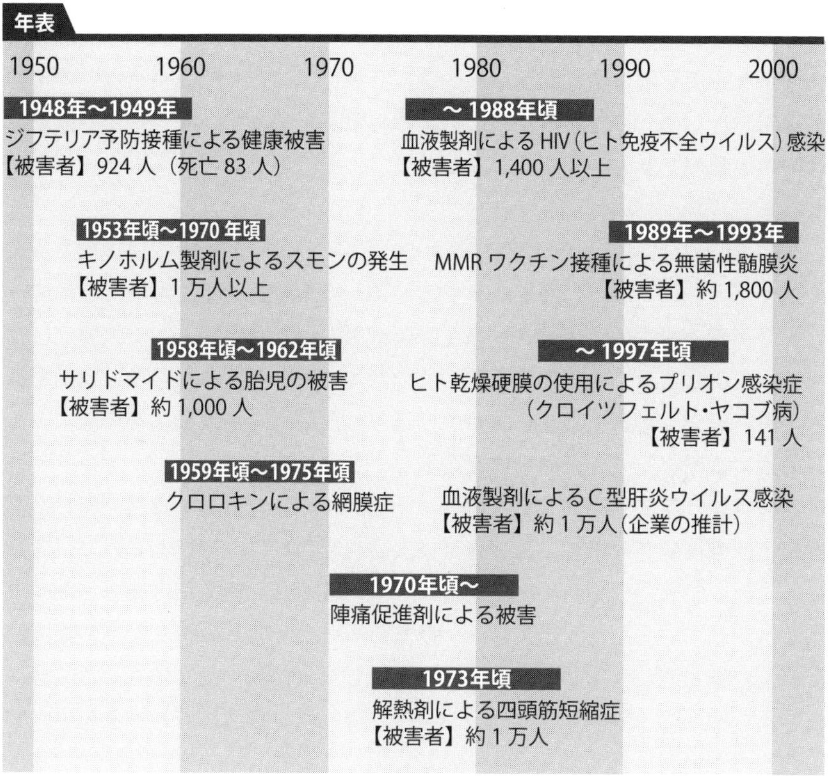

年表

| 1950 | 1960 | 1970 | 1980 | 1990 | 2000 |

1948年〜1949年
ジフテリア予防接種による健康被害
【被害者】924人（死亡83人）

〜1988年頃
血液製剤によるHIV（ヒト免疫不全ウイルス）感染
【被害者】1,400人以上

1953年頃〜1970年頃
キノホルム製剤によるスモンの発生
【被害者】1万人以上

1989年〜1993年
MMRワクチン接種による無菌性髄膜炎
【被害者】約1,800人

1958年頃〜1962年頃
サリドマイドによる胎児の被害
【被害者】約1,000人

〜1997年頃
ヒト乾燥硬膜の使用によるプリオン感染症
（クロイツフェルト・ヤコブ病）
【被害者】141人

1959年頃〜1975年頃
クロロキンによる網膜症

血液製剤によるC型肝炎ウイルス感染
【被害者】約1万人（企業の推計）

1970年頃〜
陣痛促進剤による被害

1973年頃
解熱剤による四頭筋短縮症
【被害者】約1万人

図12.2　薬害の歴史

（厚生労働省発表資料より。http://www.mhlw.go.jp/bunya/iyakuhin/yakugai/data/yakugai_print2.pdf）

（1）クロロキン網膜症[10]

　薬害のタイプはおおまかに、①製薬企業の製造段階に問題があるもの、②薬剤に問題があることがわかったにも関わらず、国や製薬企業が適切な被害防止措置をとらなかったもの、③薬剤の使用方法等が適切でなかったものに分けられます。冒頭で述べたとおり、副作用のない薬剤は存在しないと言っ

---

[10] クロロキン製剤の当時の商品名には、レゾヒン、エレストロール、キニロン、キドラ、CQCといったものがありました。

てもよいのですが、デメリットがメリットをはるかに上回るようなものは許容されません（もはやそれは薬とは言えないでしょう）。そのため、国は薬剤の適正な使用を監視し、問題が見つかった場合、警告や発売中止などの適切な規制を行って、被害を最小限に抑える必要があります。クロロキン網膜症は国の規制のあり方が問題となったもので、上記の分類では②のタイプにあたります。

　1959（昭和 34）年から 1975（昭和 50）年にかけ、関節リウマチや全身性エリテマトーデスなどの膠原病、てんかん、慢性腎炎やネフローゼ症候群などの腎疾患の治療のため、クロロキン製剤を内服した患者らが、網膜症に罹患し、失明するなどの後遺症を生じました[11]。患者らはクロロキン製剤を輸入・製造販売した製薬会社、国および処方した医師・医療機関を相手に不法行為による損害賠償と国家賠償を請求しました。

　この訴訟は第 1 審（東京地判昭和 57 年 2 月 1 日）で製薬会社、国および医師・医療機関が敗訴し、第 2 審（東京高判昭和 63 年 3 月 11 日）で製薬会社と一部の医師・医療機関が敗訴、国と一部の医師・医療機関は勝訴となり、判断が割れていました。上告され、最高裁判所まで争われましたが、最終的には上告棄却となり第 2 審判決が確定しました（最判平成 7 年 6 月 23 日）。提訴から 20 年近く経っての決着であり、いずれの当事者にも複雑な思いがあったものと推測されます。

　裁判のなかで認定された事実を基にこの事件を振り返ります。1934 年、ドイツの研究所がリン酸クロロキンの合成に成功し、抗マラリア薬としてマラリアの治療に用いられ、後に全身性エリテマトーデスおよび関節リウマチの治療にも使用されるようになりました。1955（昭和 30）年以降、欧米に遅れて本邦でもクロロキン製剤が開発され、マラリア、全身性エリテマトーデス、関節リウマチ、慢性腎炎、ネフローゼ症候群、てんかんにつき旧薬事法の適応承認を受けて使用されるようになりました。1959（昭和 34）年に学術誌でクロロキン網膜症が報告され、本邦でも 1962（昭和 37）年に初めてクロロキン網膜症の症例が報告されました。その後、クロロキン網膜症の症例報告が

---

[11] 少なくとも 1,000 人以上が被害にあったとされています。

増加したことを受け、1967（昭和42）年に当時の厚生省はクロロキン製剤を劇薬指定とし、1969（昭和44）年にクロロキン製剤の添付文書に、連用によって網膜障害等の眼障害が現れることがあるので観察を十分に行い、異常が認められた場合には、投与を中止すること等の使用上の注意事項が記載されました。1972（昭和47）年からの再評価により、クロロキン製剤は、マラリア、全身性エリテマトーデス、関節リウマチには有効性および有用性が認められたものの、慢性腎炎やネフローゼ症候群、てんかんについては否定されました。クロロキン製剤はクロロキン網膜症の薬害とそれをめぐる訴訟の混乱のなか、1974（昭和49）年に製造が中止され、本邦からクロロキン製剤は一掃されました。一連のクロロキン網膜症の薬害が発生した原因には、本来適応でない疾患に投与されたこと、当時の用量・用法が 900mg～1800mg/日と高用量であったこと、使用前の網膜スクリーニングが義務づけられるまで時間がかかったことなどがあげられます。

　クロロキン網膜症は、日本における全身性エリテマトーデス等の疾患の治療に暗い影を落としました。1955 年にアメリカで承認され、その後 70 か国以上で使用されてきたヒドロキシクロロキン（クロロキン塩基をもつリン酸クロロキンの仲間です）は一定の用量・用法を守れば全身性エリテマトーデスに有効で安全な薬であることが判明していましたが、日本ではクロロキン網膜症が社会問題化したため、旧薬事法の適応承認をとれず、これまで全身性エリテマトーデスにヒドロキシクロロキンを使用することはできませんでした。しかし、長年にわたりヒドロキシクロロキンが欧米で全身性エリテマトーデスの標準的な治療薬として使用されてきたことから、日本でもその適応が見直され、2015（平成27）年 7 月にヒドロキシクロロキン（商品名：プラケニル）がようやく全身性エリテマトーデスの適応症で旧薬事法の承認を取得しました[12]。クロロキン網膜症の苦い経験に基づき、プラケニルの添付文書（2015 年 9 月作成（第 1 版））の警告欄には、網膜症に十分注意して使用し、眼科医と連携をとることが記載されています[13]。もっともゲフィニチ

---

[12] プラケニルは発売時、全身性エリテマトーデスおよび皮膚エリテマトーデスに対して適応を承認されています。
[13] 長期かつ大量の使用により網膜症のリスクが高まることから、用量用法の欄にヒドロキシクロロキンの 1 日投与量の算定方法が記載されています。

ブ（商品名：イレッサ）のように日本人に特有の副作用が新たに発見されるとも限りません[14]。そのため、十分な市販後調査が必要でしょう。

（2）血液製剤による HIV（ヒト免疫不全ウイルス）感染症

これはいわゆる「薬害エイズ事件」のことです。1980年代に HIV に汚染された非加熱濃縮血液製剤が流通し、投与された血友病患者らに感染が広がりました。多数の死者を出したこの事件は、民事裁判にとどまらず、刑事裁判にまで発展しました。危険性を認識していたにも関わらず、回収などの適切な措置をとらなかったとして、国と製薬会社の責任が問われました。薬害エイズ事件は非加熱濃縮血液製剤自体にも問題がありましたが、クロロキン網膜症同様、国や製薬会社の被害防止措置に大きな問題のあった事件です（前出の薬害タイプでは、①、②に該当します）。

1983（昭和58）年7月、血友病の患者が類似の症状で死亡しているとの新聞報道がなされ、社会問題化しました。1989（平成元）年、被害者らは東京と大阪で非加熱製剤による HIV 感染を理由に、当時の厚生省と製薬会社を相手に損害賠償を求める民事訴訟を提起しました。当初、厚生省は非加熱濃縮血液製剤による HIV 感染の危険性を認識していたことを認めず、加害責任を否定していました。しかし、当時市民派の政治家として知られた菅直人氏は、厚労相に就任すると、厚生労働省内に薬害エイズ問題を究明するための調査班を設置し、事件資料の調査を開始しました。その結果、1983（昭和58）年当時に厚生省が非加熱濃縮血液製剤の危険性を認識していたことを示す資料が発見されました。1996年2月9日、同厚相は国の責任を認め、非加熱濃縮製剤により HIV に感染した血友病患者や遺族らに正式に謝罪しました。翌月末、東京および大阪で行われていた民事訴訟において原告に対し継続的な救済を行うことを内容とする和解が、国および製薬会社との間で成立しました[15]。

---

[14] 肺がんに対する「夢の薬」として2002（平成14）年7月に早期承認されたイレッサは、承認段階で間質性肺炎の死者はいなかったにも関わらず、使用開始後わずか3か月の間に間質性肺炎等による死亡者が13例報告され、2004（平成16）年に患者遺族が製薬会社と国を相手に損害賠償請求訴訟を起こすに至りました。

[15] 国は国立国際医療センター（現国立国際医療研究センター）にエイズ治療・研究開発センターを設置し、全国8ブロックに14のブロック拠点病院を選定しました。その後、各都道府県にも中核拠点病院を選定して、HIV 患者の治療にあたっています。

多くの被害者を出したこの事件には続きがあります。1996（平成 8）年 8 月から 10 月に、東京地検が厚生省エイズ研究班班長の医師と元厚生省課長を、大阪地検が製薬会社「ミドリ十字」歴代社長 3 名を、業務上過失致死罪の容疑で逮捕・起訴しました。刑事裁判では、元厚生省課長とミドリ十字の 3 名が業務上過失致死罪で有罪となりました。薬害事件で厚生省が責任を認めたことや厚生省の一課長が刑事裁判で有罪となることはきわめて異例であり、国家の今後の医薬品規制のあり方が問われることになりました。

　非加熱濃縮血液製剤の最大手であったミドリ十字に関する裁判等のなかでは、同社のガバナンスが機能していないことが明らかになり、製薬会社のガバナンスのあり方も問われました。1983（昭和58）年 5 月、輸入血漿を使用した血液製剤による HIV 感染の危険性を訴える報告書がミドリ十字のアメリカの子会社から届き、同社の研究本部長はただちに検討会議を開催し、非加熱製剤に HIV 感染の危険性を警告する文書を添付すること、また、加熱製剤の開発を急ぎ、緊急輸入を検討することなどを決定しましたが、この決定が実行されることはなく、反対に HIV 感染症のおそれはないなどとする報告が提出されました。この背景には、加熱製剤の緊急輸入に対する同社の危機感があったとされています。アメリカで加熱製剤の承認を得ていたトラベノール社（現バクスター社）の製品が輸入された場合、当時国内の血液製剤の半分近いシェアを有していたミドリ十字は壊滅的な打撃を受けると考えられたためです。結局、加熱製剤の導入はミドリ十字の開発を待つことになり、その承認は 1985（昭和 60）年夏まで遅れ、HIV 感染が拡大する要因となりました。ミドリ十字は、第 VIII 因子の加熱製剤を発売した後も、会社の利益を守るために非加熱の第 IX 因子製剤の販売を続けていました。

（3）ソリブジンと 5FU 系抗がん剤の併用による骨髄抑制

　ここで、薬の不適切使用による薬害について、ソリブジンと 5FU 系抗がん剤併用による薬害について見ていきましょう（前出の薬害タイプでは③にあたります）。

　1993（平成 5）年 7 月、帯状疱疹の治療薬としてソリブジンが承認されま

した。発売開始後すぐに第1の死亡症例発生が医療機関に報告されました[16]。開発段階でソリブジンはフルオロウラシルとの併用による重篤な骨髄抑制の副作用による死亡が3例報告されていたため、厚生省は製薬企業に対し、調査とともに、フルオロウラシル系抗がん剤との相互作用に関する使用上の注意文書の配布を指示しました。また、厚生省は、緊急安全性情報（ドクターレター）も発出して、各医療機関に対し情報提供を呼びかけました。しかし、調査の結果、発売後およそ1か月で23名にフルオロウラシルの併用による副作用被害が生じ、そのうち15名が死亡していました。

　このソリブジン事件をきっかけに、治験の規制強化、市販直後調査の導入、副作用報告等の収集・評価・報告が義務づけられるようになりました。この事件の要因として、新薬販売の際、適正な使用方法についての情報提供が十分でなかったこと、添付文書の記載が「併用を避けること」というあいまいな記述となっていたこと、また、医師に添付文書が十分に読まれていなかったことなどが指摘されています。ソリブジン事件は、医療者と企業が薬の相互作用について再考するきっかけとなった薬害事件と言えます。

（4）医薬品に対する監視体制の構築

　さまざまな薬害を経て、本邦における医薬品に対する監視体制は構築されてきました。2004（平成16）年にPMDAが設立され、現在では欧米諸国並みの監視体制が確立しています。設立当初問題とされたドラッグ・ラグも現在ではほぼ解消されました。

　しかし、2015（平成27）年12月、化学及血清療法研究所が国の承認とは異なる方法で血漿分画製剤を製造していたことが第三者委員会の報告書で明らかになりました。報告書によれば、同社では40年以上前から不正の隠ぺい工作が行われており、歴代経営陣が不正を認識しながら放置しており、組織ぐるみの行為であったと指摘されています。もっとも古いものでは1974（昭和49）年頃から行われ、薬害エイズ事件の生じた80年代にも継続していました。報告書の指摘を受け、同社理事長をはじめ、常務理事以上の全理事が

---

[16] 土井 脩「ソリブジン事件」『医薬品医療機器レギュラトリーサイエンス』Vol.41.No.12.2010. pp.958-959。

辞任もしくは降格しました。2016 年 1 月 8 日、厚生労働省は同社に対し、製造販売許可取り消し相当の悪質な事例であるとして、薬機法に基づく 110 日という当時においては過去最長の業務停止命令を下しました。この事件では幸い大きな副作用の報告はなかったものの、ひとつ間違えれば、薬害エイズ事件の過ちを繰り返しかねないものでした。

　しかし、2021 年 2 月には、小林化工がやはり国の承認とは異なる方法で経口抗真菌剤を製造していたことが明らかになりました。本来含まれるはずのない睡眠導入成分が混入された医薬品を服用した結果 240 人以上に健康被害が生じ、死者まで出る事態となってしまいました。小林化工には、化学及血清療法研究所を超える過去最長の 116 日間という業務停止命令が下されました。小林化工はその後医薬品の製造販売業を廃止しています。

　会社の遵法精神およびガバナンス体制の確立は当然ですが、今後このような事態が繰り返されないようにするためにはどのようにしたらよいのでしょうか。いくら医薬品の承認を厳格に行ったとしても、承認された内容と異なる方法で医薬品等が製造されてしまっては、医薬品等の安全性は確保されません。2015（平成 27）年に薬機法が改正され、再生医療の実用化が目前に迫るなか[17]、再び薬剤の品質、有効性、安全性の監視のあり方が問われています。

　令和元年の薬機法改正においては、薬機法違反事例の発生を防ぐことを目的として、医薬品等の製造や販売等を行う許可業者に対し、法令順守体制にかかる措置を講じることが義務づけられました（薬機法第 18 条の 2）。

12.3　医薬品の開発プロセス

（1）薬機法

　1960（昭和 35）年に薬事法が制定されて以来、「薬事法」の名称が使用されてきましたが、2014 年 11 月 25 日から薬事法の名称が変更されることにな

---

[17] 2016（平成 28）年、再生医療等の迅速かつ安全な提供および普及の促進を図り、もって医療の質および保健衛生の向上に寄与することを目的とした「再生医療等の安全性の確保等に関する法律」が施行されました。

りました。新しい法律の名前は、「医薬品、医療機器等の品質、有効性及び安全性の確保等に関する法律」であり、「薬機法」「医薬品医療機器等法」などと略されています。

薬機法には、①医薬品・医療機器・再生医療等製品の品質・有効性および安全性の確保、②指定薬物の規制、③医薬品・医療機器・再生医療等製品の研究開発の促進という 3 つの目的があります。従来の薬事法と比較し、(1)医薬品、医療機器等に係る安全対策の強化、(2)医療機器の特性を踏まえた規制の構築、(3)再生医療等製品の特性を踏まえた規制の構築が盛り込まれたことが大きな特徴です。また、1 条の後ろに、国、都道府県、医薬品等関連事業者、医薬関係者の責務と国民の役割について規定した新条文が盛り込まれました。これらの条文は、国等に対し、医薬品の有効性と安全性の確保を求めるとともに、国民に対しても、医薬品の適正使用、有効性と安全性の理解に努めることを求めています。

2019 (令和元) 年には、国民のニーズに応える優れた医薬品、医療機器等をより安全・迅速・効率的に提供するとともに、住み慣れた地域で患者が安心して医薬品を使うことができる環境を整備することを目的として薬機法は改正され、令和 4 年には新型コロナウイルスの蔓延を受け、後述の緊急承認制度が導入されました。薬機法が医薬品等の安全性・有効性を確保し保健衛生の向上を目的としていることから、柔軟な変化と対応が求められる法律であるといえます。

（2） 治験

新薬が上市されるまでには 9 年〜17 年を要し、開発費用は 1,000 億円近くかかるとも言われています（図 12.3）。

また、新たな薬剤のシーズ（候補物質）が発見されたとしても、新薬として上市まで到達するものは万に 2 つもしくは 3 つ程度とされます。医薬品は私たちの生理機能に大きな影響を与えるため、上市するためには、薬機法等の定めるさまざまな規制をクリアしなければならず、基準を満たしたもののみが新薬として私たちの手もとに届けられる仕組みとなっています。

新薬の開発は基礎研究に始まります。基礎研究は製品や利益に直接結びつ

くことのない技術や理論の発見に関する研究活動を含みます。近年では、ゲノム情報から疾患遺伝子を特定して新薬のシーズを設計する方法も用いられるようになるなど、急速に発展しています。ここで発見された新薬のシーズは、動物や細胞を対象に、薬物動態試験、毒性試験などにより、安全性や有効性が確認されます。これらの研究を前臨床研究・非臨床試験と言います。前臨床研究・非臨床試験が終わると、人を対象とした臨床試験に入ります。薬機法上の承認を受けるために行われる臨床試験のことをとくに**治験**とよびます[18]。

新薬開発の過程と期間

概要

ひとつの新薬の開発には 9〜17 年、開発費用は途中で断念した費用も含めて、1000 億円近くを要するとも言われている。

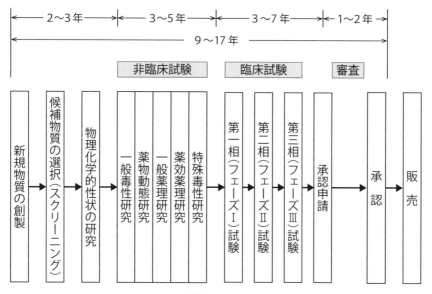

図 12.3　新薬開発のプロセス

（令和 5 年版厚生労働白書・資料より）

---

[18] 治験は薬事行政用語です。薬機法の表現から、治験とは「医薬品又は医療機器の製造販売に関して、医薬品医療機器等法上の承認を得るために必要な資料の収集を目的とする臨床試験」と言えます。

　通常、医薬品の治験は第一相試験から第三相試験の 3 段階の相（フェーズ：P）に分かれます。第一相試験（PI）では、前臨床研究・非臨床試験を終了した被験薬が初めて人に投与されます。少数の健常成人などを対象に、おもに安全性や薬物動態について調べられます。第二相試験（PII）では、PI を終了した被験薬が比較的少数の患者に投与されます。被験薬の有効性と安全性を確認し、最適な用量・用法を決定することを目的としています。PII は探索的臨床試験ともよばれます。第三相試験（PIII）は、PII で決定された用量・用法に基づき、実際の治療と類似した方法で被験薬を PII よりも多くの患者に投与します。PIII では、有効性を既存薬と比較して優劣を検証・証明すること、また、安全性につき長期的に被験薬を投与した場合の作用を把握することを目的とします。PIII が終了し、臨床的に被験薬の安全性、有効性が確認されると、製薬企業等は薬機法 14 条 3 項に基づき、治験成績の資料等を添付して製造販売の承認申請を行います。提出された資料を基に当該医薬品の品質、有効性、安全性に関する調査が行われ、問題がなければ承認されます[19]。

　市販され、多くの患者に対して長期に使用されるようになると、PIII までの間に検出できなかった予期しない副作用や有害事象が出現することがあります。このような副作用や有害事象を速やかに把握し、それに対する措置を講じるために、製造販売後臨床試験があります。製造販売後臨床試験は第四相試験（PIV）ともよばれます。前出のゲフィニチブ（商品名：イレッサ）による間質性肺炎は PIV で明らかとなり、製薬会社と行政の対応を巡って薬害訴訟が提起され、最高裁まで争われました。

　ところで、2020（令和 2）年 5 月に、レムデシビル（商品名：ベクルリー）が SARS-CoV-2（新型コロナウイルス、COVID-19）の重症患者に対する治療薬として、異例の速さで特例承認されたことはみなさんの記憶にも新しいことでしょう。**特例承認**とは、薬機法第 14 条の 3 に基づいて、国民の生命および健康に重大な影響を与えるおそれがある疾病のまん延、その他の健康被害の拡大を防止するため緊急に使用されることが必要な場合に、外国においてすでに販売等がなされている医薬品について、例外的にこのような通常の治

---

[19] 新医薬品は、承認後、原則として 60 日以内、遅くとも 90 日以内には薬価基準収載が施行されます（医政発 0210 第 3 号、保発 0210 第 5 号）。

験等の手続きを経ずに承認するものです。もっとも、特例承認によって医薬品を承認するためには、当該医薬品が、医薬品の品質、有効性および安全性を確保するうえで、わが国と同等の水準にあると認められる外国において販売等をされている必要があります。つまり国内で新規の医薬品が開発されたとしても、特例承認制度は利用できません。

上記の問題点を踏まえ、2022（令和 4）年の薬機法改正においては、安全性の確認を前提とした緊急承認制度が創設されました。特例承認制度と異なり、外国での販売等を承認要件としていないことから、国内で新規に開発された医薬品について、迅速に承認することが可能となりました。

	通常承認	特例承認	緊急承認
対象	すべての医薬品等	海外で流通している医薬品等 （緊急時に健康被害の拡大を防止するため、当該医薬品等の使用以外に適当な方法がない場合）	すべての医薬品等 （緊急時に健康被害の拡大を防止するため、当該医薬品等の使用以外に適当な方法がない場合）
有効性	確認	確認	推定
安全性	確認	確認	確認
特例措置	――	GMP調査*・国家検定・容器包装の表示等	GMP調査*・国家検定・容器包装の表示等

※）GMP調査：医薬品がきちんと製造できているか、工場ごとに調査して確認を行うもの

図 12.4　通常承認・特例承認・緊急承認

（厚生労働省「医薬品等の緊急承認制度について」より）

（3）医薬品の臨床試験の実施の基準に関する省令（GCP）

ア　ニュルンベルク綱領とヘルシンキ宣言

第 2 次世界大戦中に、ナチスが収容所のユダヤ人に対し、解剖や人体実験を行っていたことが明らかになり、それらへの反省からニュルンベルク綱領が策定され[20]、1964 年にヒトを対象とした医学研究のための倫理規定である

---

[20] ナチスドイツにおいて非人道的な人体実験を行ったとして、合計 23 名（ほとんどが医師）の被告人が裁判に付されました。ニュルンベルク綱領は、同裁判の判決に際して示された倫理基準であり、被験者の自発的な同意が絶対に必要である旨が示されました。

「**ヘルシンキ宣言**」が採択されました[21]。

医学研究は、暴走すれば人体実験になりかねません。戦後もアメリカのタスキギー事件など、医学研究の名の下で、被験者の人権侵害が行われてきました。タスキギー事件は梅毒の症状を観察することを目的として実施された実験であり、検査の結果梅毒に感染していてもその事実が患者に伝えられず、治療も施されませんでした。現代では当然の認識かもしれませんが、このような悲劇が繰り返されないよう、医学研究に参加する人の人権と安全は守られる必要があることを、改めて確認しておきましょう。

イ　GCP 省令

薬機法は治験における被験薬の安全性と科学的な信頼性の確保のみならず、治験が倫理的に実施されるよう、法 80 条の 2 第 1 項でその取り扱いについて定めています。法 80 条の 2 第 1 項は治験の守るべき基準について厚生労働省令に委任していますが、この厚生労働省令が、「医薬品の臨床試験の実施の基準に関する省令」（Good Clinical Practice : GCP）（平成 9 年厚生省令第 28 号）です。先述した治験において新薬等の承認申請に用いるデータは、この GCP 省令の定める基準に従って行われた治験でなければなりません。

GCP の規定は、大きく、①治験の依頼に関する基準、②治験の管理に関する基準、③治験の実施に関する基準に分類されます。①には、治験の開始の際に治験実施計画書を作成しなければならないことなどが、②には、副作用情報の収集と提供などが、③には、治験審査委員会の設置や被験者に対し、文書による説明と同意の取得などが規定されています。通常、治験は製薬企業が医療機関に依頼して行うものですが、医師主導型治験もあります（薬機法 80 条の 2 第 2 項）。ある疾患に対し、日本ではまだ承認されていないものの、すでに海外で効果の著しい薬剤が発売されているときなどに、患者の同意の下でそれを使用する場面を想定した規定です。この規定により、医師主導型の治験データも製造販売の承認申請に使用可能になっています。医師主導型治験は第 2 講で述べた混合診療禁止原則の例外である評価療養に該当します。

---

[21] ヘルシンキ宣言は、1964 年 6 月、フィンランドのヘルシンキで開催された第 18 回世界医師会（WMA）において採択された人間を対象とする医学研究の倫理原則です。

12.4 医薬品副作用被害救済制度

医薬品副作用被害救済制度（図 12.5）は、医薬品の副作用によって健康被害が生じた場合に、救済として一定の給付がなされる制度です。製薬会社等からの拠出金をもとに、PMDA がこの制度を運用しています。ただし、無条件で受給できるわけではありません。受給できるのは、医薬品を適正に使用したにも関わらず副作用が生じた場合、すなわち、医薬品の使用につき、医療機関等に過失のない場合に限定されています。医薬品の不適切使用により副作用が生じた場合は、本制度の給付の対象外です。添付文書から逸脱した医薬品の使用によって生じた副作用は不適切使用にあたり、原則として本制度の給付対象外となります。

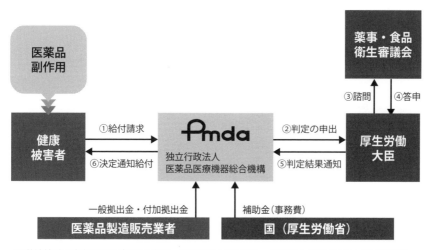

※ 救済給付の決定に不服があるときは、厚生労働大臣に対し、審査申立てをすることができます。

図 12.5　医薬品副作用被害救済制度の仕組み

（PMDA ホームページより）

PMDA は薬害救済制度として、医薬品副作用被害救済制度の運用のみならず、①生物由来製品感染等被害救済制度、②裁判上の和解が成立したスモン患者に対して健康管理手当および介護費用の支払い業務、③血液製剤に混入

した HIV により、健康被害を受けた方の救済業務、④「特定フィブリノゲン
製剤及び特定血液凝固第 IX 因子製剤による C 型肝炎感染被害者を救済する
ための給付金の支給に関する特別措置法」に基づく給付金の支給事業も行っ
ています。

第 **13** 講

予防接種

　公衆衛生の概念は戦後に欧米からもたらされました。もっともよく知られているものは、ウィンスロウ（C.Winslow）による定義（1949）で、「公衆衛生とは、環境の衛生、伝染病の予防、個人衛生に関する衛生教育、疾病の早期診断と治療のための医療および看護サービスの組織ならびに健康保持に必要な生活水準を各人に保障する社会機構の整備を目的とした共同社会の組織的努力を通じて、疾病を予防し生命を延長し身体的・精神的健康と能率の増進を図り、すべての住民に生来の権利である健康と長寿を得させるため、組織的に上記の成果を取りまとめようとする科学および技術である」というものです。人類の歴史は古来より伝染病との戦いであり、近代まで公衆衛生の中心は伝染病の予防にあったと言ってもよいでしょう。公衆衛生の中心である伝染病の予防に多大な影響を与えてきたものの１つが**予防接種**です。予防接種法において、予防接種とは「疾病に対して免疫の効果を得させるため、疾病の予防に有効であることが確認されているワクチンを、人体に注射し、又は接種すること」と定義されています。

　日本で初めての予防接種は種痘（天然痘の予防接種）であり、1790 年に当時の秋月藩（現在の福岡県）の藩医であった緒方春朔が行ったと言われています[1]。エドワード・ジェンナーが開発した牛痘を用いた種痘はその後改良されて世界的に普及し、天然痘は 1977 年のソマリアにおける確認を最後に感染例の報告はなく、1980 年 5 月に WHO から天然痘の撲滅宣言が出されています。その後、さまざまな伝染病に対するワクチンが開発され、今日ではそ

---

[1] 18 世紀にエドワード・ジェンナーが牛痘を用いた種痘を開発しました。緒方春朔が行った種痘は牛痘ではなく、人痘を用いたものとされています。

の普及が進み、多くの伝染病の防御・制圧に成功しています。国立感染症研究所感染症情報センターは、本邦において予防可能な伝染病として図 13.1 に示す疾患をあげています。

ワクチンで予防可能な疾患

- ・A型肝炎
- ・B型肝炎
- ・インフルエンザ
- ・黄熱
- ・流行性耳下腺炎
　（おたふくかぜ）
- ・狂犬病
- ・結核
- ・コレラ
- ・ジフテリア
- ・ロタウイルス感染症
- ・インフルエンザ菌感染症
- ・ヒトパピローマウイルス感染症
- ・水痘
- ・痘そう（天然痘）
- ・日本脳炎
- ・肺炎球菌感染症
- ・破傷風
- ・百日咳
- ・風疹
- ・ポリオ
- ・麻疹
- ・新型コロナウイルス感染症
- ・髄膜炎菌感染症

図 13.1　ワクチンで予防可能な疾患

（国立感染症研究所感染症情報センターホームページ資料を基に
作成：最終確認 2023 年 9 月 18 日）

　伝染病の制圧に著しい効果をあげた予防接種ですが、一方で予防接種には負の歴史が存在します。ワクチンには**副反応**（ワクチン接種によって感染症の発生を防ぐ免疫ができるという「主作用」に対し、それ以外に発生する反応を「副反応」といいます）が存在し、大きな社会問題と化したものもあります。また、ワクチン接種後に起こるあらゆる好ましくない事象を**有害事象**と呼びますが、これにはワクチンとの因果関係が明らかなもの（副反応）、因果関係が不明なもの、その他の原因によるものが全て含まれています（図13.2）。

　2020（令和 2）年以降、SARS-CoV-2（新型コロナウイルス、COVID-19）感染症が世界的に拡大し、これに対する mRNA ワクチン（メッセンジャーRNAワクチン）やウイルスベクターワクチンといった新しいタイプのワクチンが

開発され[2]、皆さん一人一人も、接種するかどうかを考える機会があったと思います。

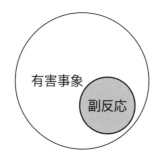

図 13.2　ワクチンの副反応と有害事象

　日本の予防接種制度は、これらのワクチンの副反応や有害事象に翻弄されながら変遷を遂げてきました。本講では日本の予防接種制度の特徴とその変遷について概観してみましょう。

13.1　予防接種法

　日本の予防接種制度の概要は、1948（昭和 23）年に制定された**予防接種法**に定められています[3]。現行の予防接種法は、予防接種の対象疾患を「A 類疾病」と「B 類疾病」に分類し、予防接種制度として「定期接種」と「任意接種」という特徴的な分類方法をとっています。

　予防接種法 1 条には、「この法律は、伝染のおそれがある疾病の発生及びまん延を予防するために公衆衛生の見地から予防接種の実施その他必要な措置を講ずることにより、国民の健康の保持に寄与するとともに、予防接種に

---

[2]　従前のワクチンはウイルスの一部のタンパク質を人体に投与し、そのタンパク質に対して免疫ができる仕組みでした（不活化ワクチン、組み換えタンパクワクチン、ペプチドワクチン）。mRNA ワクチンやウイルスベクターワクチンでは、ウイルスのタンパク質をつくるもとになる遺伝情報の一部を投与すると、身体の中で、この遺伝情報をもとに、ウイルスのタンパク質の一部が作られ、それに対する抗体などができ、ウイルスに対する免疫ができます。

[3]　1948 年に予防接種法が制定された当時は、天然痘や百日咳などの 12 疾患を対象としていました。

よる健康被害の迅速な救済を図ることを目的とする。」とあります。個人が伝染病に罹患することを防止（**個人防衛**）するのであれば、個人が自由に予防接種を受けることで足ります。予防接種を受けた人は、その伝染病が流行しても、罹患するリスクは低くなるでしょう。しかし、予防接種法はこのような個人防衛を主目的とはしていません。先の1条には、「まん延」を予防するために「予防接種」を実施するとあります。これは、予防接種法が、予防接種の実施によって集団内での伝染病罹患の減少をさせること、すなわち**集団防衛**を主目的としていることを意味しています。つまり、予防接種法は、予防接種により、ある集団が伝染病に罹患することを防止することを主目的としているのです。

　種痘をはじめ、当初個人防衛を目的としていた予防接種は、近代国家により集団防衛・社会防衛を目的として制度化され、集団の利益のために利用されるようになりました。国家的な予防接種事業により、多くの伝染病の罹患率が激減し、先に述べたとおり、天然痘に至っては世界的に撲滅宣言が出されています。

　個人防衛と集団防衛を考える一例として、先天性風しん症候群を紹介します。風しんは、風しんウイルスによって起こる急性の発疹性感染症で、風しんウイルスは感染力が強く、風しんに対する免疫がない集団においては、1人の患者から5〜7人に感染します。風しんに対する免疫が不十分な妊娠20週頃までの妊婦が風しんウイルスに感染すると、胎児が先天性風しん症候群となる可能性が高くなります。先天性風しん症候群の症状は、先天性心疾患、高度難聴、白内障のほか、網膜症、肝脾腫、血小板減少、糖尿病、発育遅滞、精神発達遅滞、小眼球など多様です。先天性風疹症候群の予防のためには、妊娠前の女性が予防接種を受けることが最も重要です。それとともに、妊婦への感染の可能性を減らすため、男女を問わず妊婦の周囲のより多くの人が予防接種を受け、集団として免疫を獲得しておくことが望ましいと言えます。

　個人防衛と集団防衛の概念を前提にA類疾病とB類疾病をみてみましょう。同法2条2項各号にA類疾病の定めがあり、具体的には、ジフテリア、百日咳、急性灰白髄炎（ポリオ）、麻しん、風しん、Hib（インフルエンザ菌）感染症、肺炎球菌感染症（小児）、ヒトパピローマウイルス感染症、新型イン

フルエンザ等感染症などです。同条同項 13 号では、それぞれの A 類疾病が
「人から人に伝染することによるその発生及びまん延を予防するため、又は
かかった場合の病状の程度が重篤になり、若しくは重篤になる恐れがあるこ
とからその発生及びまん延を予防するため特に予防接種を行う必要があると
認められる」ために予防接種の対象となっていることを示しています。この
ように、A 類疾病には集団防衛のため予防接種の必要性が高い伝染病が含ま
れています。これに対し、同条 3 項 1 号の定める B 類疾病は、インフルエン
ザウイルスおよび新型インフルエンザ等感染症のみです[4]。同条同項 2 号に
は、B 類疾病が「個人の発病又はその重症化を防止し、併せてこれによりそ
のまん延の予防に資するため特に予防接種を行う必要があると認められる疾
病」であることを示しています。ここでは個人の重症化防止すなわち「個人
防衛」が前面に出ています。皆さんにとってもっとも身近な伝染病であるイ
ンフルエンザは、予防接種法上、B 類疾病として個人防衛を主目的に予防接
種が行われています。

　次に、**定期接種**と**任意接種**という予防接種制度について概説します。定期
接種は予防接種法で規定されており、原則として費用がかかりません。先の
A 類疾病は定期接種の対象です。これに対し、任意接種は予防接種法に規定
されておらず、自治体による補助のない限り、原則として自己負担となりま
す。任意接種のワクチンには、ムンプスウイルス（流行性耳下腺炎）、帯状疱
疹ウイルス、肺炎球菌ワクチン（成人）などがあります。任意接種のワクチ
ンも重要性では定期接種のワクチンに劣るものではありませんが、任意接種
のワクチンは費用負担が大きいこと、自治体による積極的な接種勧奨が行わ
れないことなどの理由から、接種率は低率にとどまっており、ときどきこれ
らの疾患の流行がみられます。日本で任意接種とされているワクチンのなか
には、多くの先進国でワクチンプログラムに組み込まれているものもありま
す[5]。

---

[4] 政令事項として、高齢者の肺炎球菌感染症があります。
[5] 例えば、2011 年の WHO レポートによれば、ムンプスウイルスに対するワクチンが
　国のワクチンプログラムに入っていない国は先進国にはほとんど存在しないとされ
　ています。

　なお、2021（令和3）年から始まった新型コロナウイルスワクチンは、予防接種法6条に規定される臨時接種として特例接種が実施されています。

　新型コロナウイルス感染症に対するmRNAワクチンやウイルスベクターワクチンといった新しいタイプのワクチンについてのさまざまな議論は、皆さんの記憶にも新しいと思いますが、ワクチンにもほとんどの医薬品と同様、副反応や有害事象が存在します。とくにワクチンは集団防衛の目的の下、広く国民に使用されてきました（予防接種法制定時、ワクチンの接種は罰則をともなう義務接種でした）。そのため、ワクチンによる健康被害（ワクチン禍）はたびたび大きな社会問題となり、本邦の予防接種制度に影響を与えてきました。ワクチン禍の歴史を表13.1に提示します。

　集団防衛の面からみれば、ワクチン禍により少数の犠牲者が生じたとしても、ワクチンによって集団の感染症罹患率が減少し、集団に利益があれば許されるのかもしれません。実際、国家と近代医学は、これまで予防接種は安全な技術であり、副反応も少なくかつ軽微であって、ワクチン禍は予防接種によって得られる利益と比較すれば無視できるほど小さなものであるという考え方をとってきました。しかし、ワクチン禍はたびたび集団訴訟に発展し、公衆衛生の向上にともない感染者数も減少したこともあって、このような考え方は次第に変化し、予防接種制度のあり方に影響を与えました。従来強制接種であった本邦の予防接種制度は、1994（平成6）年の予防接種法改正以降、勧奨・任意接種に変更され、これにより、集団防衛の概念もやや個人防衛寄りに変化しています。

　現在の予防接種制度は、予防接種法8条1項のとおり「対象者に対し、定期の予防接種であってA類疾病に係るもの又は臨時の予防接種を受けることを勧奨する」として、勧奨接種とされています。予防接種を受ける側についても、同法9条1項で「対象者は、定期の予防接種であってA類疾病に係るもの又は臨時の予防接種…を受けるよう努めなければならない」と予防接種は努力義務と定められています。

表 13.1 ワクチン禍の歴史

（週刊医学会新聞第 3058 号 2014 年 1 月 6 日号より抜粋）

1849 年	種痘接種開始
1897 年	伝染病予防法制定 (対象疾患 8)
1910 年	種痘法制定
1938 年	BCG 接種開始
1948 年	予防接種法制定 (対象疾患 12)
1951 年	結核予防法の制定
1954 年	日本脳炎ワクチン勧奨接種
1958 年	百日咳・ジフテリア混合ワクチン開始
1960 年	ポリオ不活化ワクチン勧奨接種
1961 年	ポリオ生ワクチン緊急接種
1962 年	インフルエンザワクチン特別対策 (集団接種)
1964 年	ポリオ生ワクチン定期接種
1965 年	高度精製日本脳炎ワクチン開始
1966 年	麻疹ワクチン (不活化・生ワクチン併用) 開始
1968 年	ＤＰＴワクチン定期接種
1969 年	麻疹ワクチンが弱毒性ワクチン単独接種に変更
1975 年	ＤＰＴワクチン接種の一時中止 (3 か月後に再開するが接種率激減)
1976 年	健康被害救済制度が制定
1977 年	風疹定期接種 (中学生女子) 開始
1978 年	麻疹定期接種 (個別接種) 開始
1980 年	ＷＨＯ天然痘根絶宣言 (種痘定期接種の廃止)
1981 年	ムンプス生ワクチン (任意接種) の開始
	無細胞性ＤＰＴワクチン (ＤＴａＰ) への切り替え
1986 年	Ｂ型肝炎母子感染防止事業開始
1987 年	水痘生ワクチン接種開始
	インフルエンザワクチン接種率の漸減
1988 年	組み換え沈降Ｂ型肝炎ワクチン認可
1989 年	ＭＭＲワクチン導入
1992 年	「予防接種ワクチン禍集団訴訟」東京高裁判決
1993 年	ＭＭＲワクチン中止
1994 年	予防接種法改正 (定期接種 8 種類) 義務から勧奨 (努力) 接種。集団から個別接種、予診の強化
1998 年	「感染症の予防及び感染症の患者に対する医療に関する法律」(感染症新法) 制定
1999 年	定期接種用のゼラチン除去完了
2001 年	予防接種法改正 対象疾病を一類と二類 (高齢者のインフルエンザ) に分ける
2002 年	結核予防法施行令改正
	小 1・中 1 のツ反、ＢＣＧ再接種廃止
2005 年	日本脳炎ワクチンの積極的接種推奨の中止 (2011 年に再開)
	ＭＲワクチンによる風疹、麻疹ワクチンの 2 回接種
2008 年	ＭＲワクチンの 3 期、4 期の接種開始 (2012 年まで)
2011 年	Ｈｉｂ、肺炎球菌ワクチンの接種一時中止
2012 年	生ポリオワクチンから不活化ポリオワクチンへ変更
2013 年	予防接種法改正 (定期接種 12 種類) ヒトパピローマウイルスワクチンの積極的接種推奨の中止
	Ｈｉｂ、肺炎球菌、ヒトパピローマウイルスワクチンが定期接種に導入

1948年 京都ジフテリア禍事件（ジフテリアワクチンによる副反応、84 人の死亡）

1975年 ＤＰＴワクチン接種後の死亡例

1994年 生ワクチンのゼラチンアレルギーが問題視される

2005年 日本脳炎ワクチン接種後のＡＤＥＭ症例の報告

2011年 Hib、肺炎球菌ワクチンを含む同時接種後の死亡例の報告

2013年 ヒトパピローマウイルスワクチン接種後の慢性疼痛を訴える症例の報告

1970年 種痘禍（種痘後）の事故に対する訴訟

1989年〜 1992年 ＭＭＲワクチン接種後の無菌性髄膜炎の症例が集積

2011 年 生ポリオワクチン接種後VAPPが問題となる

　予防接種の義務性が緩和されるとワクチンの接種率が減少します。1970年代に起こった百日咳ワクチンをめぐる問題は予防接種のあり方に課題を与えました。1940年代、本邦で百日咳がまん延しており、百日咳の罹患患者の約10%が死に至る恐ろしい伝染病でした。1950年代に百日咳ワクチンが導入され、1968（昭和43）年に三種混合ワクチンのDPTワクチンに切り替わり、百日咳の患者数と死亡者数は激減しました。しかし、1975（昭和50）年にDPTワクチン接種後に死亡した症例が大きく報道され社会問題化すると、DPTワクチンの接種率は急速に低下しました。ワクチンの接種率の低下により集団防衛にほころびが生じ、1979（昭和54）年に百日咳が大流行し、1万3000人の罹患者と20名の死亡者を出すという大惨事が発生しました。1981（昭和56）年に改良型DPTワクチンの接種が開始されると、患者数および死亡者数は再度激減し、流行は収束しました（図13.3）。

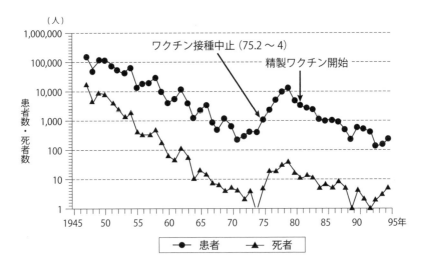

図13.3　百日咳患者数および死亡者数推移

（厚生労働省発表資料より）

　近年問題になった例として、子宮頸がん予防のためのヒトパピローマウイルス（HPV）ワクチンがあります。子宮頸がん発症のピークは30歳代後半で

あり、近年は 20〜30 歳代の若年女性において増加しています。本邦では、2000年以降、患者数も死亡数も増加しており、毎年約 1 万人の女性が子宮頸がんに罹患し、死亡数は毎年約 3,000 人にものぼります（図 13.4）。

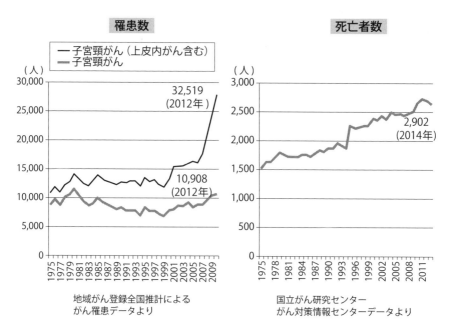

図 13.4　子宮頸がんの罹患数と死亡者数

（日本産婦人科学会ホームページより）

　HPV ワクチンの有効性と安全性は、WHO により確認され、性交渉を経験する前の 10 歳代前半に接種をすることが推奨されています。現行の HPV ワクチンにより子宮頸がんの 60〜70％を予防できると考えられており、欧米先進国や本邦においても、ワクチン接種により HPV 感染率や前がん病変の頻度が接種をしていない人に比べて減少することが明らかになっています。

　本邦でも、2013（平成 25）年には、HPV ワクチンが新たに定期接種化されましたが、接種後に原因不明の慢性疼痛などを訴える症例が出現したことが大きく報道され、厚生労働省は、そのわずか数か月後に対象者への積極的な

接種勧奨を差し控えました。その後に、安全性について特段の懸念が認められず接種による有効性が副反応のリスクを明らかに上回るとして、積極的勧奨を再開するに至りました。再開にあたり、引き続き HPV ワクチンの安全性の評価を行っていくこと、接種後に生じた症状の診療に係る協力医療機関の診療実態の継続的な把握や体制強化を行っていくこと、都道府県や地域の医療機関等の関係機関の連携を強化し地域の支援体制を充実させていくこと、ワクチンについての情報提供を充実させていくこととされています。

　10年弱の時間を要してようやく、HPV ワクチンは通常の定期接種と同様に実施されるようになりましたが、いまだ本邦の子宮頸がん予防は、他の国から大きく遅れをとっています。HPV ワクチンの定期接種化に関して生じた社会や行政のさまざまな動きは、本邦における予防接種のあり方についての課題を浮き彫りにしています。

13.2　予防接種禍と救済制度

　予防接種は、健康な個人にワクチンという異物を与え、伝染病の脅威から私たち国民を守り、そのまん延を防止するものです。予防接種が異物を人体に与えるものである以上、さわめて稀ではあるものの，予防接種の副反応による健康被害が一定の確率で発生します。先に述べたとおり、従来、伝染病の発生とまん延による国民の健康被害のリスクと予防接種による健康被害のリスクを天秤にかけて予防接種行政が進められてきました。予防接種の大きな問題は「健康な個人」に予想もしない健康被害（ワクチン禍）が発生することにあります。現在はこのような個人に対し、予防接種に関し、医療従事者の過失の有無に関わらず、被害者を救済する制度が設けられています[6]。

　第二次世界大戦の後にワクチンが大量に導入されるとともに予防接種による健康被害が多発しました（表13.1）。もっとも古いものがジフテリアワクチン禍であり、84人もの死亡症例を出しました。昭和40年代（1965年以降）に入ると、予防接種法に基づく体系的な予防接種体制が確立され、伝染病は

---

[6] 予防接種法1条の目的にも救済制度について言及があります。

著しく減少しましたが、1970（昭和45）年には種痘ワクチン禍が、1975（昭和50）年にはDPTワクチン禍が発生しました[7]。

　ワクチン禍の発生にともない、予防接種の被害者救済の必要性が叫ばれ、1976（昭和51）年の予防接種法改正において、健康被害救済制度が法制化されるに至りました。1994（平成6）年には給付水準が大きく改善され、介護加算なども創設されました。2001（平成13）年には、現在のA類疾病とB類疾病との間に異なる給付水準が設定されています。予防接種法に基づく予防接種による健康被害救済の仕組みは図13.5のようになっており、「厳密な医学的な因果関係までは必要とせず、接種後の症状が予防接種によって起こることを否定できない場合も対象とする」という方針で審査が行われています。

　本邦の予防接種体制や予防接種救済制度の変遷はワクチン禍に影響されてきました。この変遷の間には、1989（平成元）年に導入されたMMRワクチン（麻しん・風しん・ムンプス）による無菌性髄膜炎、2005（平成17）年の日本脳炎ワクチン接種後の急性散在性脳脊髄炎（ADEM）、2011（平成23）年のポリオ生ワクチンによるワクチン関連株によるポリオの発生などの健康被害がありました。

　本邦の予防接種制度は、海外の先進国と比較すると、①任意接種という独特の制度の存在、②接種ワクチンの種類、③医療者および国民に対するワクチン知識の普及などの点で「遅れている」と言われ、これを**ワクチンギャップ**と言います。今後も人類と伝染病との戦いが続くことは確実です。予防接種が伝染病の撲滅に果たしてきた役割は大きなものでした。海外先進国とのワクチンギャップを埋め、現在よりもさらに有効かつ安全で、持続可能な予防接種制度の確立が求められています。

---

[7] その後、DPTワクチンの接種率が低下し、百日咳の流行を招いたことは既述のとおりです。

・予防接種の副反応による健康被害は、きわめてまれではあるが不可避的に生ずるものであることを踏まえ、接種に関する過失の有無にかかわらず、迅速に救済。
・予防接種法に基づく予防接種を受けた者に健康被害が生じた場合、その健康被害が接種を受けたことによるものであると厚生労働大臣が認定したときは、市町村より給付。
・専門家により構成される疾病・障害認定審査会において、因果関係にかかわる審査。

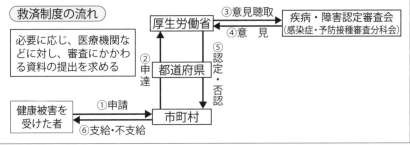

（文献 1）より一部改変

図 13.5　予防接種健康被害救済制度

（厚生労働省発表資料）

第 **14** 講

生命倫理①
―生に関する問題―

　日本の出生率（合計特殊出生率[1]）および出生数は年々低下し、近年、出生率は下げ止まっていましたが[2]、2022（令和 4）年の出生率（概数）は 1.26 で、前年の 1.30 からさらに低下しました。出生数は、2016 年に 100 万人を切った後も減少は止まらず、2022（令和 4）年の出生数（概数）は、前年の 81 万 1,622 人より 4 万 875 人も少ない 77 万 747 人で、日本社会に大きな衝撃を与えました。政府は少子化対策を喫緊の課題と位置付けていますが、2020（令和 2）年以降は、新型コロナウイルス感染症の流行によるさまざまな影響もあいまって、予想されていた以上の急速なスピードで、**出生率・出生数の低下**が進んでいます。

　出生率の低下にはさまざまな原因がありますが、その 1 つに晩婚化があげられます。政府資料によれば、2022 年の平均初婚年齢は、男性が 31.1 歳、女性が 29.7 歳であり、第 1 子出産時の女性の平均年齢が 30.9 歳でいずれも上昇しています[3]。1 世代前の 1985（昭和 60）年の女性の初婚年齢が 25.5 歳、第 1 子出産時の平均年齢が 26.7 歳であったことからすると、近年の晩婚化と晩産化の傾向がみてとれます。また、男女問わず未婚率も各年齢層において

---

[1]　一般に、出生率は合計特殊出生率のことをいいます。これは、1 人の女性が一生のうちに出産する子どもの平均数のことです。

[2]　1974（昭和 49）年に人口置換水準である 2.08 を割り込み、それ以降出生率（合計特殊出生率）は低下し続けていましたが、2005（平成 17）年の 1.26 を境に少しずつ下げ止まっていました。政府は 1.8 まで上昇させることを目標にしています。

[3]　厚生労働省によれば、2000（平成 12）年と 2010（平成 22）年のおよそ 10 年間で、母親が 35 歳以上の出産の割合が 11.9％から 24.7％へと約 2 倍に増加したと報告されています。

上昇しており、婚姻件数および婚姻率も低下しています。1972（昭和47）年の婚姻率（10.4（人口千対））と比較すると、2022年のそれは4.1と半数以下になっています。

　女性は、年齢の上昇とともに妊孕力（妊娠しやすさ）が減退することが知られています（図14.1）。近年の晩産化の進行の影響もあって、不妊に悩む夫婦は増加傾向にあります。WHOは不妊症を、避妊をせず性交しても2年間妊娠しない状況と定義しています。また、日本生殖医学会は不妊期間を1年として不妊症と診断し、治療を開始することが望ましいとしています。国立社会保障・人口問題研究所の「第16回出生動向基本調査」（2021年）では、不妊の検査・治療を受けたことのある夫婦は、前回調査時（2015年）の18.2%から22.7%（4.4組に1組）に増加したと報告されており、不妊症問題はもはや一部の夫婦の問題とは言えなくなっています。

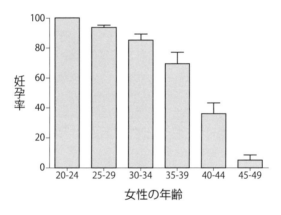

図14.1　女性の年齢による妊孕率の変化

（日本生殖医学会HP、http://www.jsrm.or.jp/public/funinsho_qa18.html）
妊孕率は、女性1,000人あたりの出生数（17〜20世紀のアメリカ、ヨーロッパ、イランなど10か所のデータ：Henry, L. (1961). Some data on natural fertility. Eugenics Quarterly, 8(2), pp.81-91.）

　晩産化は不妊の問題のほかにも、倫理上の問題をもたらしました。その1つが染色体異常に対する出生前診断です。若年の母親からも、一定の頻度で染色体異常は発生しますが、母親の年齢が30歳を超えるあたりから染色体異

常の頻度は急速に上昇することが知られています。これらの染色体異常のなかで、もっとも有名な染色体異常は 21 トリソミーのダウン症候群でしょう。ダウン症の子が生まれる頻度は 25 歳で 1/1250、30 歳で 1/952、35 歳で 1/385、40 歳で 1/106、45 歳で 1/30 と報告されています（図 14.2）。

母の年齢	ダウン症の子が生まれる頻度		何らかの染色体以上の子が生まれる頻度	
		出生千対		出生千対
20歳	1/1667	0.6	1/526	1.9
25歳	1/1250	0.8	1/476	2.1
30歳	1/952	1.1	1/384	2.6
31歳	1/909	1.1	1/384	2.6
32歳	1/769	1.3	1/323	3.1
33歳	1/625	1.6	1/286	3.5
34歳	1/500	2.0	1/238	4.2
35歳	1/385	2.6	1/192	5.2
36歳	1/294	3.4	1/156	6.4
37歳	1/227	4.4	1/127	7.9
38歳	1/175	5.7	1/102	9.8
39歳	1/137	7.3	1/83	12.0
40歳	1/106	9.4	1/66	15.2
41歳	1/82	12.2	1/53	18.9
42歳	1/64	15.6	1/42	23.8
43歳	1/50	20.0	1/33	30.3
44歳	1/38	25.3	1/26	38.5
45歳	1/30	33.3	1/21	47.6
46歳	1/23	43.5	1/16	62.5
47歳	1/18	55.6	1/13	76.9
48歳	1/14	71.4	1/10	100.0
49歳	1/11	90.9	1/81	125.0

図 14.2　女性の年齢と子どもの染色体異常のリスク

　現代医療では、羊水検査をはじめとした各種検査を用いて妊娠後出産前に子の染色体異常の有無を検査する**出生前診断**を行うことができます。しかし、**母体保護法**（昭和二三年法律第百五十六号）では、子の染色体異常を理由とした人工妊娠中絶は認められておらず、法文の拡大解釈によって事実上行われているにすぎません。現代医療はさらに進化し、**着床前診断**が可能になっており、着床前診断では、体外受精による受精卵について、染色体疾患や遺伝性疾患の有無を診断するものであり、技術的には染色体疾患や遺伝性疾患を有する受精卵の排除や、男女の産み分けなども可能です。生命の選別になりかねないこれらの問題は、現代医療に大きな倫理的課題を与えています。

　不妊症が問題となっている一方で、日本では今なお、人工妊娠中絶の件数が年間 10 万件を超えており、**性と生殖に関する健康と権利（リプロダクティブヘルス／ライツ）**[4]との関係で難しい課題を残しています。

14.1　不妊治療

　女性の場合、22 歳頃をピークに年齢の増加とともに妊娠しやすさは低下し、35 歳で妊娠のしやすさがピーク時の 6 割程度になると言われています。前述のとおり、晩産化の影響もあって、不妊は大きな社会問題となっています。従来不妊は女性の問題と考えられてきましたが、最近では男性不妊も広く知られるようになってきました[5]。もっとも不妊の原因はさまざまであり、原因がはっきりしないことも多くあります。一般的には 2 年以上の夫婦生活にも関わらず妊娠しない場合、不妊症と診断され、**不妊治療**に臨む夫婦もいます。

　不妊治療の代表的な治療法には、大きくタイミング法、人工授精（artificial insemination by husband：AIH）といった一般不妊治療と、より介入度の高い**生殖補助療法**（assisted reproductive technology：**ART**）があります。タイミング法は排卵日を予測して妊娠を目指すものでもっとも簡便かつ安価ですが、妊孕力等の落ちる年齢の進んだ夫婦にはあまり適さないとされています。AIH は採取した精子を子宮内に注入するもので、タイミング法に比べて子宮内により多くの運動精子を注入することができますが、タイミング法と比べるとやや煩雑かつ高価になります。ART は体外受精（採取した精子と卵子を体外

---

[4]　性と生殖の健康（リプロダクティブ・ヘルス）は、1960 年代から広がった女性の健康運動を背景に、1994 年にエジプトで開催された国際人口開発会議および 1995 年の第 4 回世界女性会議で提唱された概念です。「人間の生殖システム、その機能と（活動）過程の全ての側面において、単に疾病や障害がないばかりでなく、身体的、精神的、社会的に完全に良好な状態にあることを指す」とされています。性と生殖の権利（リプロダクティブ・ライツ）は、「性と生殖の健康（リプロダクティブ・ヘルス）を得る権利」とされています。

[5]　不妊に悩む夫婦は 15%にのぼり、その 48%に男性因子が認められるとされます。男性因子の 80%以上は造精機能障害で、ついで性機能障害、閉塞性性路障害が続くとの報告があります。現状、男性不妊診療への理解は女性へのそれと比べると深まっているとは言えません。

で受精させるもの）と顕微授精（顕微鏡下で精子を卵子に注入するもの）に
分かれます。専門的な技術が必要であるため、治療可能な施設数などに地域
的な格差も存在します。いずれの治療法においても年齢は成功率に大きな影
響を与える因子であり、35歳を超えると生産率（出生した女性の割合）は数%
程度まで落ちるとされています。

　不妊治療は、かつては保険適用外で、原則としてすべての医療費を自己負
担する必要がありました。その負担軽減を図るため、厚生労働省による助成
金支援事業[6]や、民間の保険会社の不妊治療保険などがありました。しかし、
いずれも治療費全額をカバーするものではなく、支援が不十分であるとの指
摘があり、不妊治療の医療費は、子を望む夫婦にとって大きな負担となって
いました。そこで2022（令和4）年より、一連の基本的な不妊治療が保険適
用されるに至りました。

　日本で人工授精の技術により初の赤ちゃんが誕生したのは1949（昭和24）
年のことです。ARTに至っては、世界で初めて体外受精で赤ちゃんが誕生し
たのが1978年、顕微授精では1992年のことです。そのため、ARTは不妊で
悩む夫婦にとっては心強い技術ですが、歴史が浅いことから、将来予想外の
問題が出現する可能性もあります。また、不妊治療技術の進化は、親子間の
複雑な遺伝的つながりを創出することにつながりえます（図14.3）。

　たとえば配偶者が無精子症[7]の場合、非配偶者間人工授精（artificial
insemination with Donor's semen：AID）（図14.3の2）が行われることがあり
ますが、夫の精子ではなく、ドナーの精子を使用した場合には、さまざまな
社会的・倫理的問題が生じてきます。赤ちゃんを授かりたい夫婦にとっては
頼みの綱ですが、遺伝的につながりのない親子を「創る」ことになります。
AIDについては、日本産婦人科学会の会告による自主規制が行われています。
このなかでは、AID以外に妊娠の可能性がないこと、精子提供者は匿名とし、
実施医師は精子提供者の記録を保存すること、産婦人科学会に施設登録しな

---

[6] 詳細は、厚生労働省ホームページ「不妊に悩む夫婦への支援について」（http://www.
mhlw.go.jp/stf/seisakunitsuite/bunya/0000047270.html）を参照。
[7] 男性不妊の原因の1つであり、精液中に精子が存在しない状態のことをいいます。
精管等の精子輸送路の閉塞による閉塞性無精子症と、造精機能障害である非閉塞性
無精子症があり、無精子症のおよそ80%が非閉塞性無精子症であるとされます。

ければならないことなどが定められています。精子提供者は匿名のため、提供者は子どもが生まれたかどうかを知ることはできませんし、もちろん提供された親も、生まれた子どもも提供者の情報を知ることはできません。

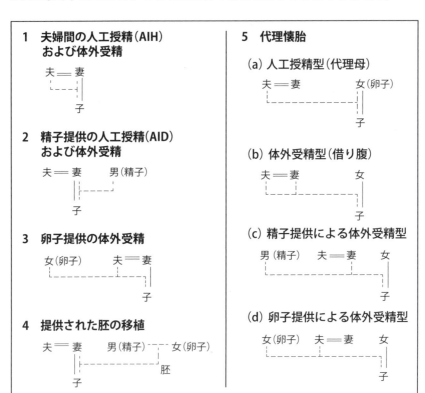

図 14.3　不妊治療により可能となる多様な関係

（参議院第 3 特別調査室「生殖補助医療への法規制をめぐる諸問題」より改変）

　もっとも、近年、精子提供者が少なくなり実施数が減ったため、海外で精子提供を受けたり、SNS などを通じて精子提供を受けトラブルになるケースが増えるなどしたことを背景として、2021（令和 3）年には、精子提供者に協力金を支払う方法をとる民間精子バンクが設立されました。精子提供につ

いては、有償取引を認めるか、未婚女性や同性カップルへの提供を認めるか
など、倫理的な問題が生じます。さらに日本産婦人科学会の会告では精子提
供者は匿名とされていますが、AID で生まれた子が「出自」（＝提供者の素
性）を知ることができないことも問題となっています。海外では、子が出自
を知る権利（提供者の素性を知る権利）を法令で定めている国も多く、たと
えばアメリカでは、提供者の詳細なプロフィールが示されたうえで、有償で
の精子提供が行われていますが、優生思想[8]を助長するとの批判もあります。

　もう 1 つ、代理出産の問題もここで考えてみましょう。代理出産（代理懐
胎）には、借り腹（子を望む不妊夫婦の体外受精卵を妻以外の女性の子宮に
移植する場合、卵子提供による体外受精卵を妻以外の女性の子宮に移植する
場合、精子提供による体外受精卵を妻以外の女性の子宮に移植する場合）と、
代理母（依頼者夫婦の夫の精子を妻以外の女性に人工授精する場合）があり
ます（図 14.3 の 5）。産婦人科学会は 2003（平成 15）年に代理出産はいかな
る場合であっても認められず、学会員に対して関わることを禁じています。
厚生労働省も同様に代理出産を禁止しています。その理由として、代理出産
の危険性、生まれてくる子の福祉[9]や家族関係の複雑化などをあげています
が、もっとも根源的な問題は、代理出産が「人をもっぱら生殖の手段として
扱ってはならない」という生命倫理の基本的な考え方に反することにあると
言えます。もっとも、2007（平成 19）年 2 月〜3 月に厚生労働省が行った「妻
が子どもを産めない場合に夫婦の精子・卵子を使って行う代理出産」に関す
るアンケート調査では「認めてよい」と答えた人が 54％と過半数を超えまし
た。このような意識の変化に加え、海外で代理出産を行う人も増加していま
す。

　2003（平成 15）年に本邦の有名な夫婦（妻が芸能人）がアメリカで双子を
代理出産し、日本でも代理出産の認知度が広がりました。夫婦は東京都品川

---

[8] 日本において優生思想は、障害者が生まれないようにすること（＝優生学）だけで
　なく、障害者を社会の至る所から排除すること、障害者差別全般を意味することが
　多く、他の国とは異なる独特な使い方であるとの指摘があります。
[9] 1986 年に、アメリカで代理母が妊娠・出産を機に子どもへの愛が深まり、子どもの
　引き渡しを拒否する事件が発生しました。子どもの養育権をめぐる裁判は 2 年続き、
　代理母のもつ倫理的問題が認知されるようになりました。

区役所に出生届を提出しましたが、不受理となり、法廷に持ち込まれて最高裁判所まで争われましたが、夫婦の敗訴が確定し、不受理の決定が出されました（最判平成19年3月23日)[10]。日本では、判例上、「母親＝出産した者」という図式が確定しています（最判昭和37年4月27日参照）。状況によって母親の概念が異なることで行政を含め、さまざまな不都合が出現し、混乱が生じることを避けるためです。

　その後、2020（令和2）年12月に、**生殖補助医療法**が成立し、生殖補助医療によって生まれた子の親子関係について、出産した女性を母とし、生殖補助医療に同意した男性を父とすることを定めましたが、これは前掲の判例でも確立されたことを明文化したに過ぎません。AID や代理出産を含む不妊治療には、子どもに対する告知の問題、子どもの出自を知る権利をどこまで認めるべきかの問題、輸入精子拡大（営利化）や優生思想の問題、多様な性をめぐる問題などとも絡み、複雑で、多くの問題が残されています。生殖補助医療法附則第3条においてこれらの問題についてはおおむね2年を目途として検討するとして、議論は先送りされましたが、施行からすでに2年以上が経過しても国民の関心も喚起されず、議論は深まっていません。皆さんも、自ら直面する可能性のあるこれらの問題について、学習を深めてみてください。

14.2 出生前診断

　出生前診断には表14.1に示される各種の検査があり、広義には、これらに加え、着床前診断[11]も含まれます。

　欧米と比較した本邦の出生前診断の特徴として、血液や羊水を用いた出生前診断の件数がきわめて少ない一方、ほぼ100%の妊婦で超音波検査が行われていることがあげられます。

---

[10]出生届の不受理が確定した後、双子は特別養子縁組制度を利用して同夫婦の戸籍に入りました。

[11]着床前診断（PGT：preimplantation genetic testing）とは、受精卵（胚）を子宮に移植する前に細胞の一部を採取し染色体あるいは遺伝学的な異常の有無を検査することです。受精卵の検査を行うため、体外受精治療を必要とします。

表 14.1　出生前診断の種類

対象	検査・診断の手法
受精卵、絨毛細胞、羊水細胞、胎児組織等	染色体、遺伝子診断
羊水、羊水細胞、胎児細胞、母体血等	生化学的診断、内分泌学的診断等
胎児画像、超音波	先天形態形成異常、機能的異常
母体血中胎児細胞、胎児胎盤由来 DNA／RNA	染色体・遺伝子診断

　出生前診断には、医学的課題に加え**倫理的・法的・社会的課題**（ethical legal and social issues：**ELSI**）が内在しています。たとえば、胎児・胎盤由来細胞を用いた遺伝学的検査法としては、染色体検査（G 分染法など）の他に染色体マイクロアレイ検査法などの高度な分析法がありますが、後者によって得られる結果には、臨床医学的・遺伝医学的な解釈が難しい情報が含まれます。また、妊婦やパートナーに病的なバリアント（変異）が存在する可能性が示唆されることがあるなど、慎重な配慮を要します。

　また、母体血の採血により行われる非侵襲性出生前遺伝学的検査（NIPT：noninvasive prenatal testing）は、非確定的な検査であり、確定診断のための侵襲をともなう検査を実施するか否かを判断する目的で実施されるものにすぎません。そのため、検査前に十分な遺伝医学の基礎的・臨床的知識のある専門職（臨床遺伝専門医等）による**遺伝カウンセリング**[12]を実施し、検査を受ける意義と結果の解釈や、検査を受けた後に求められる判断や確定診断に至る過程について理解が得られるように説明する必要があります。しかしながら、その特性を理解しないまま、その侵襲性の低さから安易な実施が広がっていることが危惧されています。検体を採取し、日本の自主規制とは無関係な海外に検体を送り、検査結果のみを返送するサービスが横行するなど、医学的・倫理的視点を欠いた出生前検査の商品化が問題となっています。

---

[12] 遺伝カウンセリングとは、「遺伝カウンセラーが遺伝性疾患の患者、あるいはその可能性をもつ者、家族に対して生活設計上の選択を自らの意思で決定し行動できるよう臨床遺伝学的診断を行い、医学的判断に基づき適切な情報を提供し、支援する診療行為である」と定義されています（厚生科学研究　遺伝医療システムの構築と運用に関する研究班（古山班）、2000 年）。

　日本産婦人科学会は 1988（昭和 63）年以降、複数回の改訂を行いながら出生前診断に関する見解を示しており、2023（令和 5）年にも「出生前に行われる遺伝学的検査に関する見解」を表明しています。同見解では、会員に対し、十分な**遺伝カウンセリング**が提供できる体制下で実施すべきであること、関係する医療者はその知識の習熟・技術の向上に努めなければならないこと、対応する医師はその内容を十分理解したうえで妊婦およびパートナー等に遺伝学的検査の特性と意義等について検査前に遺伝カウンセリングを行ったうえでインフォームドコンセントを得て実施することなどを求めています。

　出生前診断が不適切に広がった場合、多様性の 1 つとして発生する障害を排除する社会が生まれるおそれがあります。胎児が重い障害をもって生まれることが予想されると、**人工妊娠中絶**を選択する妊婦が増える可能性があります。胎児に「障害があること」（いわゆる胎児条項）は、人工妊娠中絶の根拠法である母体保護法の定める人工妊娠中絶の要件にはありません[13]。

　出生前診断の広がりは命の選別や優性思想につながる危険を有しており、本邦のみならず諸外国でも規制に服しています。イギリスやフランスでは胎児に重篤な疾患が存在するケースに限って人工妊娠中絶手術の社会的合意があり、これら欧米諸国では胎児異常のスクリーニング、カウンセリング、人工妊娠中絶手術等に公費が充てられています。

　着床前診断まで可能な現代医療に、本邦の生命倫理の議論および社会的合意が追いついていない現状があります。皆さんは着床前診断を含む出生前診断をどのように考えますか。

14.3　人工妊娠中絶とリプロダクティブ・ヘルス／ライツ

　出生前診断の広がりとともに、望まれない妊娠出産（wrongful pregnancy birth）訴訟という類型の訴訟が出現するようになりました。羊水検査の誤報告とダウン症児の出生が争われた最近の事案において、裁判所は被告クリ

---

[13] 母体保護法の名のとおり、人工妊娠中絶の要件は母体の健康保護のために必要かどうかという観点から定められています。

ニックに対し、1,000 万円という高額の慰謝料の賠償を認めました（函館地
判平成 26 年 6 月 5 日）。判決文において裁判所は、「被告らが、羊水検査の結
果を正確に告知していれば、原告らは、中絶を選択するか、又は中絶しない
ことを選択した場合には、先天性異常を有する子どもの出生に対する心の準
備やその養育環境の準備などもできたはずである。原告らは、被告担当医の
羊水検査結果の誤報告により、このような機会を奪われた。」と述べています。
この事例は、賠償を認める結果が医療界に衝撃を与えただけでなく、中絶を
選択する権利の有無や優生思想とも関連する非常に難しい倫理的、法的、社
会的問題をはらんでいます。

　表 14.2 は、日本における人工妊娠中絶件数の推移を示しています。一昔前
に比べれば大幅に減少しましたが、出生数の低下が進行する一方で、2021（令
和 3）年においても 12 万件以上の人工妊娠中絶手術が行われています。

表 14.2　人工妊娠中絶件数の推移

	平成29年度 (2017)	平成30年度 (2018)	令和元年度 (2019)	令和2年度 (2020)	令和3年度 (2021)	対前年度 増減数	対前年度 増減率 (%)
総数	164 621	161 741	156 429	141 433	126 174	△15 259	△10.8
20歳未満	14 128	13 588	12 677	10 271	9 093	△1 178	△11.5
15歳未満	218	190	185	126	125	△1	△0.8
15歳	518	475	398	284	246	△38	△13.4
16歳	1 421	1 356	1 214	943	763	△180	△19.1
17歳	2 335	2 217	2 155	1 633	1 442	△191	△11.7
18歳	3 523	3 434	3 285	2 704	2 466	△238	△8.8
19歳	6 113	5 916	5 440	4 581	4 051	△530	△11.6
20〜24歳	39 270	40 408	39 807	35 438	30 882	△4 556	△12.9
25〜29歳	32 222	31 437	31 390	28 611	26 087	△2 524	△8.8
30〜34歳	33 082	31 481	29 404	26 559	23 386	△3 173	△11.9
35〜39歳	29 641	28 887	28 129	26 018	23 435	△2 583	△9.9
40〜44歳	14 876	14 508	13 588	13 203	12 018	△1 185	△9.0
45〜49歳	1 363	1 388	1 400	1 319	1 252	△67	△5.1
50歳以上	11	13	11	10	19	9	90.0
不詳	28	31	23	4	2	△2	△50.0

　人工妊娠中絶の根拠法は母体保護法 14 条であり（図 14.4）、現在多くの人工妊娠中絶は、同法 14 条 1 項 1 号の要件を満たした場合、すなわち、妊娠や分娩が「身体的又は経済的に」母体の健康を著しく害する可能性がある場合に行われており[14]、先の要件のうち「経済的」という部分が拡大解釈されて人工妊娠中絶が行われている実態があります。

第十四条　都道府県の区域を単位として設立された公益社団法人たる医師会の指定する医師（以下「指定医師」という。）は、次の各号の一に該当する者に対して、本人及び配偶者の同意を得て、人工妊娠中絶を行うことができる。
一　妊娠の継続又は分娩が身体的又は経済的理由により母体の健康を著しく害する恐れのあるもの
二　暴行若しくは脅迫によつて又は抵抗若しくは拒絶することができない間に姦淫されて妊娠したもの
2　前項の同意は、配偶者が知れないとき若しくはその意思を表示することができないとき又は妊娠後に配偶者がなくなつたときには本人の同意だけで足りる。

図 14.4　母体保護法 14 条に基づく人工妊娠中絶

　人工妊娠中絶は、新たな生命の可能性を絶つという極めて重大な侵害結果を生む一方で、望まない妊娠をした女性にとって唯一の選択の機会になり得るものであり、その利益は相反する関係にあります。

　近年、国連が採択した SDGs[15]や政府の推進する男女共同参画社会実現政策の影響もあり、「性と生殖に関する健康と権利」（リプロダクティブ・ヘルス／ライツ、Sexual and Reproductive Health and Rights : SRHR）という用語を目

---

[14]　人工妊娠中絶のためには妊娠 22 週未満である必要があります。
[15]　持続可能な開発目標（SDGs : Sustainable Development Goals）とは、2015 年 9 月の国連サミットで加盟国の全会一致で採択された「持続可能な開発のための 2030 アジェンダ」に記載された、2030 年までに持続可能でよりよい世界を目指す国際目標です。17 のゴール・169 のターゲットから構成され、地球上の「誰一人取り残さない（leave no one behind）」ことを誓っています。

にすることも増えてきました。リプロダクティブ・ヘルス／ライツは、SDGs
の目標3「すべての人に健康と福祉を」や、目標5「ジェンダー平等を達成し
よう」においても、リプロダクティブ・ヘルス／ライツについて言及されて
おり、国際的にはジェンダー平等の実現という課題とも結びつきながら発展
しています。

　その一方で、最も人権意識の高い国の1つであるアメリカでは、2022年の
連邦最高裁の判断[16]を契機に、複数の州が人工妊娠中絶を原則禁止する規制
を発効しています。アメリカでは、その宗教的または政治的な対立を背景と
して、胎児の命こそが大事であると主張するプロライフ派（中絶反対派）と、
選択できることが大事であると主張するプロチョイス派（中絶擁護派）が激
しい論争を繰り広げているのです。

　日本に目を向けると、2023年4月、それまで外科的手術に限られていた人
工妊娠中絶について、内服薬の製造販売が承認され、薬を飲むことによる中
絶が可能となり[17]、これによる中絶件数への影響も注目されます。これまで
日本においては、人工妊娠中絶について正面から議論されることはなかなか
ありませんでしたが、本講で学んだことを基礎に、多様な視点を持って考え
てみてください。

---

[16]　連邦最高裁は、1973年に中絶は憲法で認められた女性の権利だとする判断（ロー
　　対ウェイド判決）を示しましたが、2022年にこの判断を覆し「憲法は中絶する権
　　利を与えていない。49年前の判断は覆される。中絶を規制する権限は市民の手に
　　取り戻されることになる」などとしました。これにより、中絶を規制するかどうか
　　は、各州の判断に委ねられることとなりました。
[17]　妊娠9週0日までに母体保護法指定医により処方し、中絶が確認されるまで入院可
　　能な医療機関・診療所内での待機が必要とされています。

第 **15** 講

生命倫理②
―死に関する問題―

　厚生労働省の発表した 2022（令和 4）年の人口動態によれば、同年の出生数は約 77 万人、死亡数は約 157 万人であり、1 年間で 80 万人ほど人口が減少しています。日本の高齢者の平均余命が年々延びているとはいえ、超高齢社会の日本は今後多死社会を迎え、少子化の影響と相まって、将来の人口減少は避けられません。2025 年には団塊の世代の方々が 75 歳を迎え後期高齢者となります。医療費の問題もあって、受け入れる医療施設の拡充は期待できず、厚生労働省は在宅医療への転換を積極的に図っています。

　年々高度化する現代医療をもってしても、ヒトは必ず死を迎えます。2022（令和 4）年の日本人の死因の 1 位は悪性新生物、すなわち、いわゆる「がん」であり、全死因の 4 分の 1 を占めています。死因 2 位は心疾患、死因 3 位は老衰、死因 4 位は脳血管疾患であり、5 年ほど前まで 4 位であった老衰が脳血管疾患を抜いて増加を続けています。脳血管疾患には脳梗塞や脳出血が含まれ、その後遺症等で寝たきりとなり、食事を摂取できない場合には、胃に穴を開けて（胃ろうと言います）直接栄養剤を注入することもあります。生命予後があまり期待できない場合でも、現代医療は人工呼吸器や人工透析などの医療機器やさまざまな薬剤の使用によって延命を図ることを可能にしました。しかし、単に延命することがつねに患者さんの希望であるとは限らないはずです。苦痛な医療を受け続けながら生きながらえることに価値を見いだせない人も多く存在します（図 15.1）。

　自ら人生の最終段階において受ける医療を決めたいと思っている人は決して少数派ではありません。もっとも、残念ながら終末期医療のあり方、安

楽死や尊厳死をめぐる問題について、国民の間でこれまで十分な議論が尽くされてきたとは言いがたいでしょう。今は想像すらできないかもしれませんが、皆さんはどのような人生の終末を迎えたいですか。本講では、終末期の医療のあり方を中心に学習したいと思います。

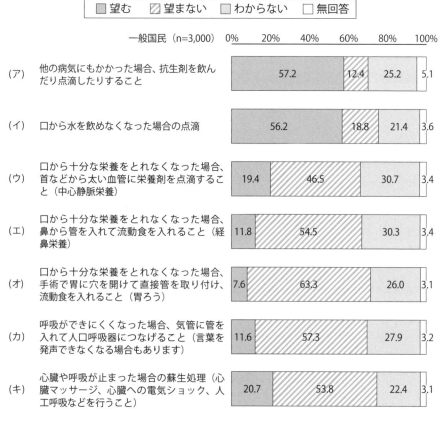

図 15.1 　終末期において一般国民の希望する治療方針

（2023（令和 5）年 6 月発表：厚生労働省「令和 4 年度人生の最終段階における
医療・ケアに関する意識調査の結果について（報告）」より抜粋）

15.1 終末期医療[1]

　終末期の定義はあいまいです。2009（平成21）年、全日本病院協会は終末期を次の①〜③の3つの条件を満たす場合と定義しました。①医師が客観的な情報を基に、治療により病気の回復が期待できないと判断すること、②患者が意識や判断力を失った場合を除き、患者・家族・医師・看護師等の関係者が納得すること、③患者・家族・医師・看護師等の関係者が死を予測し、対応を考えることの3つです。

　厚生労働省は、超高齢社会を迎えるにあたり、1987（昭和62）年から5回にわたって終末期医療の検討会を開催し、終末期医療に関する意識調査等検討結果の直近の報告書が2023（令和5）年に発表されました。この報告書の中に、人生の最終段階における医療に関する国民の意識調査の結果の概要があります。自身の死が近い場合に受けたい医療や受けたくない医療について家族とまったく話し合ったことのない人の割合は、一般国民では68.6%と約7割にも及び、医師においても47.5%もいました（図15.2）。家族とまったく話し合ったことがないと回答した人の割合は、約5年前に行われた調査よりもさらに増えています。超高齢化社会を目前にして、本邦における終末期の医療のあり方の議論はまだまだ身近でない現実があります。

　リビング・ウィル[2]について尋ねた質問に対しては、自分で判断できなくなった場合に備えて、どのような治療を受けたいか、あるいは受けたくないかなどを記載した書面をあらかじめ作成しておくことについて、「賛成」と回答した割合が一般国民では約70%、看護師ではおよそ88%にも達し、約5年前の調査に比べ賛成とする回答が増加しています。一方で、前回の調査において実際にそのような書面を作成している人は一般国民で8.1%にとどまっていて、いまだ、リビング・ウィルの概念には賛成であるものの、なかなか実行までは移せない現状があるようです。

---

[1] 2014（平成26）年の「終末期医療に関する意識調査等検討会」の報告書では、「終末期医療」という名称が「人生の最終段階における医療」という名称に置き換わっています。「終末期医療」の方が、イメージが湧きやすいと考え、本書では同名称を使用しています。

[2] 日本尊厳死協会はリビング・ウィルを「尊厳死の宣言書」とよんでいます。

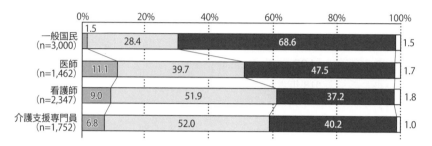

図 15.2　人生の最終段階における医療についての家族との話し合いの有無

（2023（令和 5）年 6 月発表：厚生労働省「令和 4 年度人生の最終段階における
医療・ケアに関する意識調査の結果について（報告）」より抜粋）

　同じ調査で、「病気で治る見込みがなく、およそ 1 年以内に徐々にあるい
は急に死に至ると考えたとき」最後をどこで迎えたいかについて回答者の希
望を聞いています。厚生労働省は病床数の削減の方針を明確に打ち出し、在
宅医療への転換を強く推奨していますが、この調査において、最期を迎えた
いと希望する場所を自宅とした割合は半数に達しませんでした（図 15.3）。

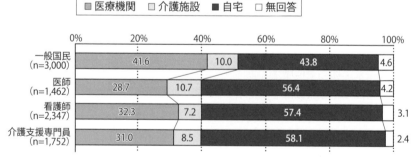

図 15.3　終末期において、最期を迎えたい場所

（2023（令和 5）年 6 月発表：厚生労働省「令和 4 年度人生の最終段階における
医療・ケアに関する意識調査の結果について（報告）」より抜粋）

　自宅を希望しない理由については、「介護してくれる家族等に負担がかか
るから」とする回答が最も多く、「症状が急に悪くなったときの対応に自分も
家族等も不安だから」が続いており、家族への負担の遠慮や、自宅における
療養に対する不安が障壁となり、在宅医療への転換がなかなか進まない現実
がうかがえます。

　厚生労働省は、「ACP：アドバンス・ケア・プランニング」との呼称を用
いていましたが、2018 年より、より馴染みやすい言葉となるよう「人生会議」
との愛称を用いて、もしものときのために医療やケアについて前もって考え、
家族等や医療・ケアチームと繰り返し話し合い、共有する取り組みの普及・
啓発を進めています。しかしながら終末期医療の議論はまだまだ途上であり、
今後も終末期医療の普及啓発や情報獲得手段としての行政の積極的な関わり
が必要であると考えられます。

　次に、緩和ケアについて触れます。ホスピス財団は WHO の緩和ケアの定
義を基に、「緩和ケアとは、生命を脅かす疾患による問題に直面する患者と其
の家族に対して、痛みや其の他の身体的問題、心理社会的問題、スピリチュ
アルな問題を早期に発見し、的確なアセスメント対処（治療・処置）を行う
ことによって、苦しみを予防し、和らげることで、クオリティ・オブ・ライ
フ（QOL）を改善するアプローチである」としています。終末期のがん患者ら
に対し、緩和ケアを提供する施設がホスピス・緩和ケア病棟です。1990（平
成 2）年に当時の厚生省により制度化されたときは、わずか 5 施設 117 床で
したが、2022（令和 4）年には 463 施設 9,579 床と大きく増加しています（図
15.4）[3]。

　2008（平成 20）年に厚生労働省が終末期を過ごしたい場所について行った
調査において、医療機関に入院を希望した人のなかで、かかりつけの医療機
関よりも緩和ケア病棟への入院を希望した人がかなり多くみられました。一
般病院よりも緩和ケア病棟を希望する人が多かったのはなぜでしょうか。一
般病院と緩和ケア病棟の目指すところが違うことが大きな要因かもしれませ
ん。一般病院、とくに急性期病院では疾患の治療（キュア）に焦点が当てら

---

[3] 近年、ホスピス・緩和ケア病棟が急増していますが、急激な数の増加は質の低下を
　　招くおそれがあるとの指摘もあります。

れます。一方、緩和ケア病棟では患者の QOL の向上（ケア）に焦点が当てられ、患者の希望を叶えるべく手厚いサポートが行われます。緩和ケア病棟やホスピスでは患者の苦痛を緩和し、QOL の向上を図り、患者に残された日々を希望どおりに過ごせるようにサポートするところであり、癒すことにその主眼があります。現在は、在宅緩和ケアも普及しつつあり、国の方針もあって、今後は往診医との連携による在宅ホスピスが増加するものと思われます。さまざまな角度から将来の終末期医療のあり方が模索されています。

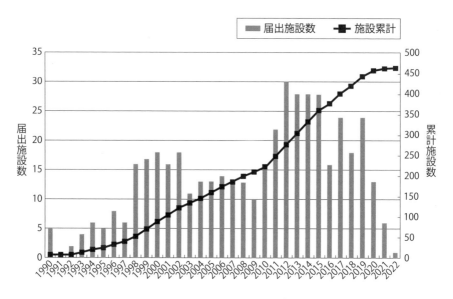

図 15.4 　緩和ケア病棟届出施設の推移・累計施設数

（日本ホスピス緩和ケア協会ホームページより抜粋）

15.2 安楽死と尊厳死

　1981年に世界医師会（World Medical Association）が「患者の権利に関するリスボン宣言」を採択しました。この宣言の中では、患者の権利として、尊厳を保ち安泰に死を迎える権利が謳われ[4]、それ以降、日本でも**尊厳死**という言葉が使用されるようになりました。日本尊厳死協会では、尊厳死を「患者が「不治かつ末期」になったとき、自分の意思で延命治療をやめてもらい、安らかに、人間らしい死を遂げること」と定義しています。

　安楽死とは、終末期の患者を苦痛から解放して安楽に死なせることであり、苦痛からの解放という点に安楽死の特徴があります。本邦で安楽死の言葉が急速に広まった背景には、1991（平成3）年に発生した東海大学安楽死事件[5]の判決（横浜地判平成7年3月28日）の影響があります。東海大学安楽死事件判決で裁判所は、安楽死を①消極的安楽死、②間接的安楽死、③積極的安楽死、の3つに分類しました。①の消極的安楽死は延命治療の中止、②間接的安楽死は苦痛の除去・緩和措置が死期を早めること、③の積極的安楽死は苦痛の除去のため積極的に死期を早めることを言います。①の消極的安楽死は、尊厳死と同義で使われることがあります。当時、尊厳死や安楽死のルールは存在せず、1998（平成10）年には後に人工呼吸器の取り外しが殺人罪として問題とされた川崎協同病院事件が発生しています。この事件は最高裁まで争われましたが、担当医は殺人罪として有罪判決を受けました（横浜地判平成17年3月25日・東京高判平成19年2月28日・最判平成21年12月7日）。2006（平成18）年3月にも、富山県射水市民病院で人工呼吸器取り外し事件が発生し、これを契機に安楽死・尊厳死のルール化の議論が活発になりました[6]。

---

[4]　日本医師会はリスボン宣言を和訳しています。同会のホームページ上には、「患者は、人間的な終末期ケアを受ける権利を有し、またできる限り尊厳を保ち、かつ安楽に死を迎えるためのあらゆる可能な助力を与えられる権利を有する。」とあります。

[5]　多発骨髄腫という血液の病気で終末期の状態であった患者に対し、主治医が塩化カリウム製剤等を投与し患者を死亡させたことが殺人罪に当たるとして起訴された事件です。

[6]　2004（平成16）年2月にも、羽幌病院における人工呼吸器の取り外しが殺人罪の容疑で捜査対象となりました。

厚生労働省は、2007（平成 19）年 1 月から 3 回にわたり「終末期医療の決定プロセスのあり方についての検討会」を開催し、5 月に「**終末期医療の決定プロセスに関するガイドライン**」[7]を策定しています。このガイドラインの中で、終末期のあり方を決定する際には、適切な情報提供と説明に基づいて患者が医療従事者と話し合い、患者本人による決定を基本とすることや、医療・ケアチームによって終末期医療の内容を慎重に判断することなどがその要件に盛り込まれました（図 15.5）。

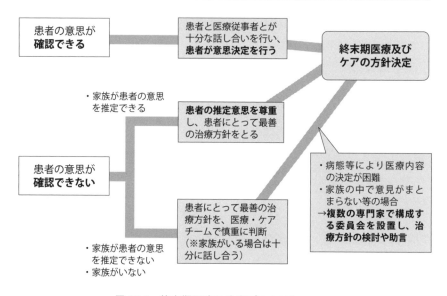

図 15.5 終末期医療の決定プロセスについて

（2014（平成 26）年 8 月 21 日厚生労働省発表資料より抜粋）

---

[7] 2015(平成 27)年に「人生の最終段階の決定プロセスに関するガイドライン」と名称変更、改訂され、さらに 2018(平成 30)年に「人生の最終段階における医療・ケアの決定プロセスに関するガイドライン」に名称変更、改訂されました。

東海大学安楽死事件や川崎協同病院事件において、担当医は殺人罪で有罪判決を受けました。このように、日本では、安楽死は形式的には殺人罪（刑法199条）や自殺関与及び同意殺人罪（同法202条）の構成要件に該当し、刑法と衝突します。たしかに、前者の塩化カリウムの静注行為や後者の人工呼吸器の取り外し行為は、それだけをみれば生命を短縮させる行為に該当し、形式的には殺人罪の構成要件を満たすことになるのでしょう。しかし、尊厳死や安楽死は、一般的なイメージの「殺人罪」とはかけ離れており、尊厳死や安楽死を刑罰の対象とすることは妥当性を欠くようにも思われます。終末期医療における尊厳死や安楽死を捜査対象とすることにはどのような意味があるのでしょうか。

　それは、「濫用」の防止にあります。患者の生命に直接影響を与える医療行為を一人の医療従事者の自由に委ねると、尊厳死や安楽死の名の下で生命が軽視されうる危険があります。濫用防止の観点からは、東海大学病院事件における塩化カリウムの静脈注射や、川崎協同病院事件における人工呼吸器の取り外しのような行為を、医師一人の判断にゆだねることは妥当とはいえないでしょう。厚生労働省は、前述のガイドラインにおいて、治療中止の判断は医療・ケアチームによることを強調しており、濫用の防止を図っています。

　2019（令和元）年には、ALS嘱託殺人事件と称される事件が起き、社会に大きな衝撃を与えました。ALS（筋萎縮性側索硬化症）は、筋肉が徐々に動かなくなる難病で、10%程度の患者が発症後1年以内に死亡するとされる一方で、5〜10%の患者が発症10年後も生存すると報告されており、その経過には個人差が見られます。報道によれば、同事件では、ALSに罹患した患者から依頼され、薬物を投与して殺害したとして、その主治医ではなかった医師2人が、嘱託殺人容疑で逮捕、起訴されました。当該患者は、生前、SNSなどに安楽死を望むメッセージを残していた一方で、生きる希望についても書かれていたことが報じられており、「生きたい」と「死にたい」という相反する心境が交錯している状況であったものと想像されます。この事件ではまさに、患者の生命に直接影響を与える医療行為を少数の医療従事者のみに委ねた場合の危険性が先鋭化し、その濫用が現実のものとなってしまったということでしょう。

事件を受けて、尊厳死と安楽死についての報道や議論も行われるようになり、一部にはこれらを法制化すべきとの意見があります。欧米諸国をみると、オランダを筆頭に数か国で安楽死が合法化されています。本邦で 2010（平成 22）年に朝日新聞が行った死生観についての世論調査では、特定の状況下で安楽死を希望する人の割合は 70%に上り、安楽死の合法化に賛成する人の割合も 70%を超えています。しかし、延命措置の中止や差し控えといった尊厳死および安楽死を法制化した場合、要件が揃えば、あとは決まったプロセスを踏みさえすれば問題なしとして処理が進むおそれがあります。重度の障害や難病を有する患者に死を選ばせる圧力となるおそれもあります。そのため、欧米諸国で認められているからといって安易な法制化は控えるべきではないでしょうか。死生観は各国で大きく異なるものであると思われます。

今後日本は多死社会を迎えます。近年、医療に対する患者の自己決定権が重視されるようになってきました。今こそ、安楽死・尊厳死のありかたについて国民的な議論が必要と考えられます。

15.3 臓器移植

臓器移植とは、機能を失った臓器に対し、他人の臓器を移植して行う治療のことを言います。移植には自分自身の臓器を取り出して移植する自家移植、他人の臓器を取り出して移植する他家移植、人間以外の動物の臓器や人工臓器を移植する異種移植があります。他家移植の臓器移植には、①生体臓器移植、②死体臓器移植があります。死体臓器移植には、心臓死臓器移植と脳死臓器移植があります。

臓器移植について定めた法律として、日本には臓器の移植に関する法律（臓器移植法）および施行規則（臓器移植法およびその施行規則）があります[8]。この法律は死体からの臓器移植に関する基本理念と臓器売買の禁止等

---

[8] 1997（平成 9）年「臓器移植法」が成立し、1999（平成 11）年に同法施行後初の脳死ドナーから移植手術が行われました。2009（平成 21）年に「改正臓器移植法」が成立し、2011（平成 23）年に 15 歳未満の脳死下臓器移植術が、2012（平成 24）年に 6 歳未満の脳死下臓器移植手術が初めて行われました。

を定めています⁹⁾。臓器移植の基本理念には、①提供者の意思の尊重、②任意であること、③移植が適切になされること、④移植機会が公平であることがあげられています。同法は、臓器摘出のためには、原則、提供者の意思が書面で残されていて、遺族が臓器の摘出を承諾することを必要としています¹⁰⁾。臓器移植のできる死体には、上述の心臓死と脳死がありますが、脳死移植にはこれまで大きな議論がありました。

　病院などで医師が患者の死亡診断を行う場合、①心停止、②呼吸停止、③対光反射喪失・瞳孔散大の「死の三兆候」を確認します。これが心臓死であり、従来からの死の形でした。しかし、生命維持の方法や蘇生技術が向上し、血管縫合術の確立や新しい免疫抑制剤の開発による移植臓器の拒絶反応の抑制によって、移植技術が飛躍的に進歩したこともあり、1980 年代に欧米諸国を中心に移植ブームというべき状況が発生しました。そのなかで、心臓死では成立しない移植医療が問題となりました。その代表は心臓移植であり、移植される心臓は脳死患者から摘出される必要があります。また、より良い移植臓器の生着には新鮮な臓器が求められました。このような臓器移植医療の歩みのなかで、1968 年、ハーバード大学が脳死判定の基準を策定し（ハーバード基準）、日本でもこれにならう形で脳死判定基準が形成され、新たな死の形としての「脳死」が出現しました¹¹⁾。脳死は脳幹を含む全脳の機能が不可逆的に停止した状態であり、本邦では、臓器提供意思がある者に限って、脳死が人の死とされています¹²⁾。脳死判定は同法施行規則に定められた以下の①〜⑤の 5 項目につき、2 名以上の知識と経験を有する医師が 6 時間以上あけ

---

9) この法律は組織移植を扱っておらず、組織移植については別途ガイドラインの定めがあります。

10) 運転免許証を持っている人は裏面を見てみましょう。臓器提供に関する意思を簡明に表示できるようになっています。

11) 1968（昭和 43）年札幌医科大学の和田教授により日本初の心臓移植が行われましたが、手術は失敗に終わり、和田教授は殺人罪で刑事告発されました。嫌疑不十分で不起訴処分となったものの、この「和田事件」はわが国の脳死移植医療移植に暗い影を落とし、1997（平成 9）年に臓器移植法が成立するまで、本邦の脳死移植医療は閉ざされることになりました。

12) 脳死には脳幹を含む全脳死と脳幹死がありますが、脳幹死の場合であっても、やがて大脳も機能を失い、全脳死に至ります。臓器移植法施行規則 6 条 2 項は脳死を全脳死と定めています。なお、植物状態は大脳死のことであり、脳幹は機能しています。

て2回行います。脳死判定を経て死亡される方は、全死亡者の1％に満たな
いと言われています（①深昏睡、②瞳孔散大および瞳孔固定、③脳幹反射消
失、④平坦脳波、⑤自発呼吸の停止）。

改正臓器移植法の施行された2010年以降、心臓死後の臓器移植者数は減少
し、脳死後の移植数が増加しました。2013（平成25）年には初めて脳死後の
臓器移植者数が心臓死後の臓器移植者数を超えました（図15.6）。今後もさら
に脳死後の移植数は増加すると考えられます。もっとも、移植医療は進歩し
ましたが、本邦では、移植希望者に臓器の提供が追いついておらず、深刻な
社会問題となっています[13]。他にも、脳死臓器移植には脳死が本当に医学的
な脳機能の死を意味するのかといった医学的問題はもちろん、脳死を人の死
として受け入れることができるかといった感情的な側面の問題が存在します。
再生医療の本格的な実用化が間近に迫るなか、改めて臓器移植制度のあり方
が問われます。

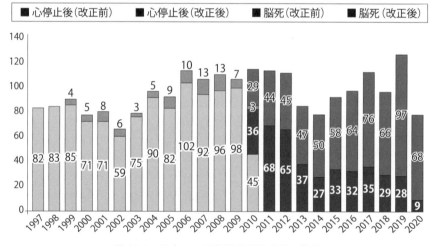

図 15.6 日本での死体臓器提供者数の推移

（日本移植学会「ファクトブック2021」より抜粋）

---

[13] 慢性的な臓器不足と関連して臓器売買の問題があり、近年、「移植ツーリズム」とし
て貧しい国の人々から臓器を購入する現象が問題視されています。2008年、イスタ
ンブール宣言により臓器売買・移植ツーリズムの禁止が採択されましたが、その根
は深く、解決までには時間がかかると思われます。

参考文献

第 1 講

1) 吉村仁（1983）『社会保険旬報（1424 号）』社会保険研究所.
2) 一般社団法人 厚生労働統計協会編（2023）『国民衛生の動向（2023/2024）』.
3) 一般社団法人 厚生労働統計協会編（2023）『国民の福祉と介護の動向（2023/2024）』.
4) 一般社団法人 厚生労働統計協会編（2023）『保険と年金の動向（2023/2024）』.
5) 厚生労働省編（2023）『厚生労働省白書〈令和 5 年版〉』.
6) 内閣府編（2023）『高齢社会白書』.
7) 経済協力開発機構編著（2022）『図表でみる世界の保健医療 OECD インディケータ（2021 年版）』.
8) 日本医師会ウェブサイト https://www.med.or.jp/
9) 財務省ウェブサイト https://www.mof.go.jp/

第 2 講

1) 大磯義一郎、大滝恭弘、荒神裕之（2021）『医療法学入門（第 3 版）』医学書院.
2) 一般社団法人 厚生労働統計協会編（2023）『国民衛生の動向（2023/2024）』.
3) 一般社団法人 厚生労働統計協会編（2023）『国民の福祉と介護の動向（2023/2024）』.
4) 一般社団法人 厚生労働統計協会編（2023）『保険と年金の動向（2023/2024）』.
5) 厚生労働省編（2023）『厚生労働省白書〈令和 5 年版〉』.
6) 内閣府編（2023）『高齢社会白書』.
7) 安藤秀雄他（2023）『医事関連法の完全知識』医学通信社.
8) 独立行政法人医薬品医療機器総合機構ウェブサイト https://www.pmda.go.jp/

第 3 講

1) Kohn LT, Corrigan JM, Donaldson MS: To error is human: building a safer health system. Washington, DC: National Academy Press, 2000.
2) 高橋譲（2013）『医療訴訟の実務』商事法務.

3) 大磯義一郎、大滝恭弘、荒神裕之（2021）『医療法学入門（第 3 版)』医学書院.

4) 樋口範雄（1998）「患者の自己決定権」『現代の法 14』岩波書店.

5) 樋口範雄（2007）『医療と法を考える-救急車と正義』有斐閣.

6) 高城和義（2002）『パーソンズ　医療社会学の構想』岩波書店.

7) 中川輝彦、黒田浩一郎（2010）『よくわかる医療社会学』ミネルヴァ書房.

8) 甲斐克則、手嶋豊編（2022）『医事法判例百選』有斐閣.

第 4 講

1) 水本清久、岡本牧人、石井邦雄、土本寛二編著（2014）「インタープロフェッショナル・ヘルスケア　実践チーム医療論　実際と教育プログラム」医歯薬出版.

2) American Diabetes Association. Standards of medical care in diabetes--2011. Diabetes Care. 34 Suppl 1: S11-61, 2011.

3) L. コーン、J. コリガン、M. ドナルドソン編（2000）「人は誰でも間違える -より安全な医療システムを目指して-」日本評論社.

4) 菊地和則（1999）「多職種チームの 3 つのモデル : チーム研究のための基本的概念整理」社会福祉学 39 (2)、pp. 273-290.

5) Germain CB. Social work practice in health care (Fields of practice series). The Free Press, New York, 1984.

6) Mullins LL., Keller JR., Chaney JM. A systems and social cognitive approach to team functioning in physical rehabilitation settings. Psychology. 39 (3): pp. 161-178, 1994.

7) 厚生労働行政推進調査事業費補助金（エイズ対策政策研究事業）HIV 感染症及びその合併症の課題を克服する研究班（研究代表者：白阪琢磨）（2010）「HIV 診療における外来チーム医療マニュアル（改訂第 2 版)」pp. 10-13.

8) 福原麻希（2013）「チーム医療を成功させる 10 か条-現場に学ぶチームメンバーの心得-」中山書店.

9) 細田満和子（2018）「「チーム医療」とは何か—医療とケアに生かす社会学からのアプローチ」日本看護協会出版会.

第 5 講

1) 日本医師会総合政策研究機構（2014）日医総研ワーキングペーパー「第 5 回 日本の医療に関する意識調査」.

2) 国立国語研究所「病院の言葉」委員会（2009）『病院の言葉をわかりやすく—工夫の提案』勁草書房.

3) 鎌田實（2009）『言葉で治療する』朝日新聞出版.

4) Friedson, Eliot. (1970), Professional Dominance : The Social Structure of Medical Care. (エリオット・フリードソン著、進藤雄三、宝月誠訳（1992）『医療と専門家支配』恒星社厚生閣)

5) 野家啓一（2005）『物語の哲学』岩波現代文庫.

6) Frank, Arthur W., (1995) The Wounded storyteller -body, illness, and ethics-, the University of Chicago Press. (アーサー・W・フランク（2002）『傷ついた物語の語り手－身体・病い・倫理』ゆみる出版)

7) 津谷喜一郎（2000）「コクラン共同計画とシステマティック・レビュー－EBMにおける位置付け－」J. Natl. Inst. Public Health, 49 (4) : 2000 pp. 313-319.

8) Sarah Nettleton. (1995) The Sociology of Health and Illness, Cambridge: Polity Press.

9) Glyn Elwyn, *et al.*, 2012, Shared Decision Making: A Model for Clinical Practice, Journal of General Internal Medicine. Vol. 27, pp. 1361-1367.

10) Madeleine M. Leininger & Marilyn McFarland. (2002) Transcultural Nursing: Concepts, Theories, Research, and Practice: McGraw-Hill Professional Pub.

11) 中川由紀、川ロレオ、樋口倫代、川副延生、江啓発、八谷寛、青山温子（2012）「日系ブラジル人移住者による日本およびブラジルの医薬品の選好・使用とその要因」Journal of International Health, Vol. 27 No. 3, pp. 213-223.

12) 瀧尻明子、植本雅治（2015）「在日ベトナム人高齢者の生活と健康状態に関する研究」大阪市立大学看護学雑誌、第11巻、pp. 11-20.

13) 多言語センターFACIL（2011）「病院に通訳がいたらいいのにな—神戸のベトナム人中学生編—」.

第6講

1) Parsons, Talcott, The Social System, (1951) (タルコット・パーソンズ著、佐藤勉訳（1974）『社会体系論』青木書店)

2) Huber, M., Knottnerus, J.A., Green, *et al.* (2011). "How should we define health?" BMJ 2011, 343(4163):235-237.

3) Conrad, Peter and Joseph W. Schneider. Deviance and medicalization: from badness to sickness, 1980. (reissue, 1992)

4) Illich, Ivan. Medical Nemesis: The Expropriation of Health, 1975. (イヴァン・イリッチ著、金子嗣郎訳（1979）『脱病院化社会- 医療の限

界』晶文堂）

5) 厚生労働省ウェブサイト
https://www.mhlw.go.jp/shingi/2008/11/dl/s1120-11n_0002.pdf

6) 厚生労働省ウェブサイト
https://www.mhlw.go.jp/file/05-Shingikai-12601000-Seisakutoukatsukan-Sanjikanshitsu_Shakaihoshoutantou/0000203226.pdf

7) 森野百合子、海老島健（2018）『ICD-11 における神経発達症群の診断について―ICD-10 との相違点から考える―』明石書店、pp.925-947.

8) 黒木春郎（2016）『プライマリケアで診る発達障害』中外医学社.

9) 田中和彦（2017）「アルコール依存症に対する連携体制の整理：3 つのモデルの比較」日本福祉大学社会福祉論集、pp.143-152、第 136 号.

10) 厚生労働省、アルコール健康障害対策ウェブサイト
https://www.mhlw.go.jp/stf/seisakunitsuite/bunya/0000176279.html

11) Illich, Ivan. Medical Nemesis: The Expropriation of Health, (1975)（イヴァン・イリッチ著、金子嗣郎訳．『脱病院化社会―医療の限界』晶文堂、1979 年）

12) 井上芳保編（2013）『健康不安と過剰医療の時代―医療化社会の正体を問う』長崎出版.

13) 村岡潔（2013）「『生活習慣病』の正体を探る―なぜ生活習慣が病気の元にされたか」（井上芳保編、『健康不安と過剰医療の時代―医療化社会の正体を問う』長崎出版）pp.68-94.

第 7 講

1) Erving Goffman, Stigma: Notes on the Management of Spoiled Identity, Prentice-Hall, 1963.（アーヴィング・ゴッフマン著、石黒毅訳（2001）『スティグマの社会学―烙印を押されたアイデンティティ』せりか書房）

2) 濱嶋朗、竹内郁郎、石川晃弘編（2005）『社会学小辞典【新版増補版】』有斐閣.

3) 国立感染症研究所ウェブサイト
https://www.niid.go.jp/niid/ja/leprosy-m/1841-lrc/1707-expert.html

4) 橋内武（2019）「強制隔離政策下の療養所生活 ―長島 2 園を中心に」桃山学院大学総合研究所紀要 44(3)、pp.31-73.

第 8 講

1) 内閣府防災情報ウェブサイト
https://www.bousai.go.jp/kaigirep/hakusho/h18/bousai2006/html/

honmon/hm01010101.htm
2) 内閣府防災情報ウェブサイト
https://www.bousai.go.jp/kohou/kouhoubousai/h23/63/special_01.html
3) World Health Organization, War Trauma Foundation and World Vision International. : Psychological first aid : Guide for field workers, WHO : Geneva, 2011. (訳：(独)国立精神・神経医療研究センター、ケア・宮城、公益財団法人プラン・ジャパン ： 心理的応急処置（サイコロジカル・ファーストエイド ： PFA）フィールド・ガイド、2011）
4) アメリカ国立子どもトラウマティックストレス・ネットワーク、アメリカ国立 PTSD センター著、兵庫県こころのケアセンター訳（2011）『災害時のこころのケア− サイコロジカル・ファーストエイド実施の手引き』 医学書院.
5) 金吉晴（2006）『心的トラウマの理解とケア（第 2 版）』じほう.
6) Kessler, R.C. *et al.*, (1995) *Posttraumatic stress disorder in the National Comorbidity Survey*, Archives of General Psychiatry, 52, pp. 1048-1060.
7) NHK ウェブサイト「外国人"依存"ニッポン」
https://www3.nhk.or.jp/news/special/izon/20190123saigai.html
8) 柴田実（2006）「やさしい日本語の試み」放送研究と調査、FEBRUARY 2006、pp. 36-42.

第 9 講
1) Eisenberg, D.M. *et al.*, 1998" Trends in Alternative Medicine Use in the United States, 1990-1997 : Results of a Follow-up National Survey, Journal of the American Medical Association, 280(18) ： pp. 1569-1575.
2) 厚生労働省 eJIM ウェブサイト
http://www.ejim.ncgg.go.jp/public/index.html
3) 伊藤正男、井村裕夫、高久史麿編集（2009）『医学書院 医学大辞典 第 2 版』医学書院.
4) 蒲原聖可（2002）『代替医療』中公新書.
5) 厚生労働省（2004）『厚生労働白書』.
6) 斎藤清二（2005）『医師と患者のコミュニケーション』日本医師会総合政策研究機構.
7) 斎藤清二（2016）『（改訂版）医療におけるナラティブとエビデンス 対立から調和へ』遠見書房.

8) 広井良典（2013）『ケアとはなんだろうか 領域の壁を超えて』ミネルヴァ書房.

9) ステッドマン医学大辞典編集委員会編（2008）『ステッドマン医学大辞典・改訂第 6 版』メジカルビュー社.

10) 今西二郎編集（2009）『医療従事者のための補完・代替医療（改訂第 2 版）』金芳堂.

11) 中川輝彦、黒田浩一郎編（2015）『〔新版〕現代医療の社会学』世界思想社.

12) B. R. キャシレス著、浅田仁子、長谷川淳史訳（2000）『代替医療ガイドブック』春秋社.

13) 日本温泉気候物理医学会ウェブサイト
https://www.onki.jp/doctor/about/

14) 厚生労働省 eJIM ウェブサイト
https://www.ejim.ncgg.go.jp/public/overseas/c02/03.html

第 10 講

1) T. J. シェフ著、市川孝一、真田孝昭訳（1979）『狂気の烙印』誠信書房.

2) 小俣和一郎著（2020）『精神医学の近現代史 歴史の潮流を読み解く』誠信書房.

3) 芹沢一也編著（2007）『時代が作る狂気 精神医療と社会』朝日新聞出版.

4) 中川輝彦、黒田浩一郎編（2015）『現代医療の社会学 日本の現状と課題』世界思想社.

5) S. パーカー（Steve Parker）著、千葉喜久枝訳（2016）『医療の歴史 穿孔開頭術から幹細胞治療までの 1 万 2 千年史』創元社.

6) 加藤久雄（1996）『医事刑法入門』東京法令出版.

7) 森田洋司監修及び編著、新藤雄三編著（2006）『医療化のポリティクス』学分社.

第 11 講

1) 濱嶋朗、竹内郁郎、石川晃弘編（2005）『社会学小事典（新版増補版）』有斐閣.

2) 針間克己、大島俊之、野宮亜紀、虎井まさ衛、上川あや（2013）『プロブレム Q&A 性同一性障害と戸籍[増補改訂版]』緑風出版.

3) 針間克己、平田敏明編著（2014）『セクシャル・マイノリティへの心理的支援 同性愛、性同一性障害を理解する』岩崎学術出版社.

4) 山崎裕二（2011）「男性看護職の歴史的変遷と現在」『看護教育 52 巻 4

　　号』医学書院.

5) 内閣府（2020）『令和2年版高齢社会白書』.

6) 厚生労働省（2020）『令和元年国民生活基礎調査』.

第12講

1) 團野浩（2012）『詳説　薬事法（第2版）』ドーモ.

2) 近藤峰生他（2016）「ヒドロキシクロロキン適正使用のための手引き」
『日本眼科学会雑誌』公益財団法人日本眼科学会.

3) 横川直人他（2011）「ヒドロキシクロロキン」『日本内科学会誌』一般
社団法人日本内科学会.

4) 畔柳達雄（1966）「医薬品の副作用合併症と医師・製造者の責任（3）」
『耳鼻咽喉科展望』耳鼻咽喉科展望会.

5) 横川尚人（2010）「わが国で使えない薬：ヒドロキシクロロキンとミコ
フェノール酸モフェチル」『カレントテラピー』ライフメディコム.

6) 伊佐幸雄（2000）「薬害エイズとウレタンショック」『薬史学雑誌』日
本薬史学会.

7) 田中真介（2012）「乳児への麻疹・風疹混合ワクチン接種による健康被
害の実態と被害救済」『応用心理学研究』.

8) 医薬品医療機器レギュラトリーサイエンス財団（2013）『日本の薬害事
件-薬事規制と社会的要因からの考察』薬事日報社.

9) 独立行政法人医薬品医療機器総合機構ウェブサイト
http://www.pmda.go.jp/index.html

10)亀井淳三（2012）『治験薬学-治験のプロセスとスタッフの役割と責任』
南江堂.

第13講

1) 大谷明他（2013）『ワクチンと予防接種の全て-見直されるその威力
（改訂第2版）』金原出版.

2) 齋藤昭彦（2014）「過去・現在・未来で読み解く、日本の予防接種制
度」『週刊医学会新聞第3058号』医学書院.

3) 大磯義一郎、大滝恭弘、荒神裕之（2021）『医療法学入門（第3版）』
医学書院.

4) 国立感染症研究所ウェブサイト
https://www.niid.go.jp/niid/ja/from-idsc.html

5) 厚生労働省ウェブサイト　予防接種情報.
http://www.mhlw.go.jp/stf/seisakunitsuite/bunya/kenkou_iryou/ken
kou/kekkaku-kansenshou/yobou-sesshu/index.html

第 14 講

1) 厚生労働省（2013）「不妊に悩む方への特定治療支援事業等のあり方に関する検討会報告書」．
2) 内閣府（2022）「令和 4 年度版 少子化の状況及び少子化への対処施策の概況（少子化社会対策白書）」．
3) 一般社団法人 日本生殖医学会ウェブサイト　http://www.jsrm.or.jp/
4) 国立社会保障・人口問題研究所、第 16 回（2021 年）出生動向基本調査（結婚と出産に関する全国調査）
5) Hook EB, Cross PK, Schreinemachers DM. Chromosomal abnormality rates at amniocentesis and in live-born infants. Journal of the American Medical Association. 249(15):2034-2038, 1983.
6) 湯村寧（2017）「男性不妊の原因と治療の現状」『日本医事新報』日本医事新報社．
7) 齊藤英和（2013）「不妊治療法の種類別メリット・デメリット」『日本医事新法』．
8) 厚生労働省ウェブサイト　「不妊治療に関する取組」
https://www.mhlw.go.jp/stf/seisakunitsuite/bunya/kodomo/kodomo_kosodate/boshi-hoken/index.html
9) 柘植あずみ（2014）「諸外国の出生前診断の状況とその背景」『日本医師会雑誌』公益社団法人 日本医師会．
10)今井道夫（2011）『生命倫理学入門（第 3 版）』産業図書．
11)加藤尚武（1998）『生命倫理学を学ぶ人のために』世界思想社．
12)衆議院（2023）「旧優生保護法に基づく優生手術等を受けた者に対する一時金の支給等に関する法律第 21 条に基づく調査報告書」．
13)内閣府男女共同参画局「男女共同参画基本計画」．
14)外務省「持続可能な開発目標（SDGs）と日本の取組」．

第 15 講

1) 厚生労働省（2023）「令和 4 年（2022 年）人口動態統計」．
2) 厚生労働省（2022）「第 23 回生命表（完全生命表)」．
3) 厚生労働省（2023）「令和 4 年簡易生命表」．
4) 厚生労働省（2018）「終末期医療に関する意識調査等検討会（平成 24 年度～）報告書」．
5) 一般社団法人 日本尊厳死協会ウェブサイト
http://www.songenshi-kyokai.com/
6) 公益財団法人 日本ホスピス・緩和ケア研究振興財団（2023）「ホスピス緩和ケア白書 2023」．

7) 甲斐克則他 （2012）『安楽死・尊厳死』丸善出版.

8) 日本医事法学会編 （2009）『年報医事法学』日本評論社.

9) 石津日出雄他 （2006）『標準法医学・医事法 （第 6 版)』医学書院.

10)小松楠緒子 （2012）『薬学生のための医療社会学』北樹出版.

索 引

数字・アルファベット

5FU系抗がん剤 165

5疾病5事業 12

2025年問題 2

ADHD 91

AID 191

DMAT 113

DSM 91, 92

EBM 77, 123, 124

GCP 171

HIV 164

IC.. 72

ICD 91

JMAT 114

NBM 77, 123, 125

PFA............................. 115, 116

PMDA 160, 173

PTSD 127, 133

QOL............................... 99, 205

SDM 80

WHO....................................... 3

あ

アーユルヴェーダ 130

安楽死................................... 207

一部負担金 19

医薬品医療機器総合機構 159

医薬品副作用被害救済制度...... 173

医療化 85, 126

医療過誤訴訟 43

医療観察法 140

医療計画 12

医療圏 12

医療事故 39

医療事故調査制度..................... 53

医療従事者法 36

医療費 1, 5

医療法 1, 8, 12, 57

医療保険 16

医療保険制度 16

胃ろう 201

インター型チーム.................... 66

インフォーマルケア 131

インフォームド・コンセント.....72

エビデンス・ベイスト・メディスン

....77

オールドカマー........................ 83

オプショントーク 81

音楽療法 129

温熱療法 130

か

介護医療院 32

介護保険サービス......................30

介護保険制度....................22, 24

介護保険法.............................24

介護老人福祉施設....................30

介護老人保健施設....................31

過失.....................................43

家族ケア..............................155

看護士...................................63

看護師............................63, 149

看護婦...................................63

緩和ケア..............................205

協働力...................................67

居宅サービス..........................32

黒髪校事件...........................107

クロロキン網膜症...................161

計画運休..............................118

刑事医療過誤事件.....................42

合意モデル.............................38

高額医療費制度........................21

後期高齢者医療制度..................18

ゴールドプラン........................23

国民医療費...........................1, 5

国民皆保険制度...................1, 16

混合診療.................................20

さ

災害関連死...........................114

災害派遣医療チーム................113

サイバーズ・ギルト................117

サリドマイド.........................158

サリドマイド事件...................158

産科医療補償制度.....................54

残余...................................138

残余ルール....................137, 138

サンライズモデル.....................83

シェアード・ディシジョン・メイキング.....................................80

ジェンダー...........................145

自己管理................................61

施設サービス...........................30

私宅監置..............................135

終末期医療...........................203

出生前診断...........................194

出生率................................187

職域保険................................17

人工授精..............................190

人工妊娠中絶...............189, 196

人口ピラミッド.........................4

心的外傷後ストレス障害.........127

新薬開発のプロセス...............169

診療所....................................8

スティグマ...........................101

精神医療..............................133

性同一性障害........................146

世界保健機関............................3

責任能力..............................139

セルフケア.............................61

専門家支配..............................76

専門力..................................67

臓器移植 210

臓器移植法 210

相互干渉モデル.......................38

ソリブジン 165

尊厳死................................207

た

代替医療 121

タイミング法......................190

代理出産 193

ダウン症候群 189

多言語対応 119

多死社会 201

脱医療化 85, 98, 126

脱施設化.............................98

地域包括ケアシステム 33

地域保険 18

チーム医療 57, 58, 59, 65, 66

治験............................ 168, 169

着床前診断 189, 196

注意欠如・多動症.....................91

チョイストーク 81

定期接種 179

ディシジョントーク 81

特定機能病院........................9

ドラッグ・ラグ 21

トランス型チーム...................66

トランスジェンダー 148

トリアージ 114

トリアージ・タッグ 113

な

ナラティブ・ベイスト・メディスン
....77

ニューカマー............................83

任意接種 179

妊孕力 188

脳死..................................211

脳死判定 211

は

パターナリズム........................76

晩婚化 187

晩産化 187

ハンセン病 101

病院...................................8

病人役割 85

不妊症 188

不妊治療 190

紛争解決制度 52

補完医療 121

保険医療機関 18

保険薬剤師 18

保険薬局 18

ホスピス・緩和ケア病棟.........205

母体保護法 189

ま

マルチ型チーム 65

民事医療過誤訴訟....................41

メディエーター..........................52

メンタルヘルス.......................115

や

薬害......................................157

薬害エイズ事件......................164

薬機法.................................167

薬担規則 19

やさしい日本語.....................119

要介護状態 24

要支援状態 24

予防接種 175

予防接種法 177

ら

リビング・ウィル...................203

療担規則 19

わ

ワクチン 176

ワクチン禍 180

ワクチン禍の歴史..................181

ワクチンギャップ...................185

編著者紹介

大滝 恭弘（おおたき やすひろ）

帝京大学医療共通教育研究センター教授。医師・弁護士。日本リウマチ学会リウマチ専門医、社会医学系専門医協会社会医学系専門医、日本医師会認定産業医。博士（医学）・法務博士（専門職）。板橋総合法律事務所パートナーを務める。主な研究分野は医療事故・医療過誤。損保ジャパン株式会社とクローズドクレーム（＝法的に決着のついた医療クレーム）の共同研究を行っている。著書に『医療法学入門』（医学書院）など。

（第 1 講〜第 4 講 執筆）

著者紹介

加藤 大裕（かとう だいすけ）

弁護士。板橋総合法律事務所パートナー。帝京大学医療共通教育研究センター非常勤講師。HDLA（医療側弁護士研究会）会員。法務博士（専門職）。2004 年 明治大学法学部法律学科卒業、2006 年 中央大学大学院法務研究科修了。専門は人事労務と医療法務。その他家事事件等も取り扱う。

（第 10 講〜第 12 講 執筆）

齋藤 智恵（さいとう ちえ）

帝京大学医療共通教育研究センター准教授。主な研究分野は英語教育学・社会言語学。現在は多様化する日本社会の多言語対応について研究している。著書に『国際言語管理の意義と展望―企業、行政における実践と課題』（アスク出版）など。（第 5 講〜9 講 執筆）

秦 奈峰子（はた なおこ）

医師・弁護士。太田秀哉法律事務所。日本産婦人科学会産婦人科専門医、日本医師会認定産業医。1998 年 九州大学医学部医学科卒業、2012 年 早稲田大学大学院法務研究科修了。弁護士として、医療事件、交通事故、医療機関の法務等を専門とし、一般民事事件を取り扱う傍ら、産婦人科外来診療及び産業医業務も継続的に行っている。著書に「産婦人科医療裁判に学ぶ 裁判にならないためのポイント」（診断と治療社）など。（第 13 講〜第 15 講 執筆）

2017 年 9 月 19 日	初　版	第 1 刷発行
2018 年 9 月 8 日	改訂版	第 1 刷発行
2021 年 4 月 20 日	第 2 版	第 1 刷発行
2024 年 3 月 25 日	第 3 版	第 1 刷発行

医療系学部のための
「医療と社会」入門 [第 3 版]

編著者　大滝恭弘　©2024
著　者　加藤大裕／齋藤智恵／秦奈峰子
発行者　橋本豪夫
発行所　ムイスリ出版株式会社

〒169-0075
東京都新宿区高田馬場 4-2-9
Tel.03-3362-9241(代表) Fax.03-3362-9145
振替 00110-2-102907

イラスト：MASH　　　　ISBN978-4-89641-330-4　C3047